1 MONTH OF
FREE
READING

at

www.ForgottenBooks.com

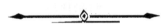

By purchasing this book you are eligible for one month membership to ForgottenBooks.com, giving you unlimited access to our entire collection of over 1,000,000 titles via our web site and mobile apps.

To claim your free month visit:

www.forgottenbooks.com/free1052265

ISBN 978-0-365-60555-3
PIBN 11052265

INTRODUCCIÓN

El título de esta obra encierra, en concreto, la naturaleza y el objetivo principal del estudio que venimos realizando desde varios años atrás, y que hoy podemos ofrecer al mundo médico, como un esfuerzo más rendido en aras de la humanidad y de la ciencia.

La tendencia de nuestro espíritu es dar á estos trabajos un tinte acentuadamente nacional y práctico, como que la medicina busca siempre la faz utilitaria de todos los adelantos científicos.

Como humanistas amamos la ciencia, no tanto por las satisfacciones íntimas que ella proporciona, sino por la utilidad inmediata que cualesquiera de sus conquistas reporta al hombre enfermo.

No creemos haber realizado un descubrimiento nuevo, de mucha ó poca importancia, pero si ofre-

cemos al lector la comprobación, hecha por vez primera entre nosotros, de la existencia en la parte no
pequeña del continente que habitamos del esporo-
zoario encontrado por Laveran en el Africa y uni-
versalmente reconocido en la actualidad como el
agente patogénico de las fiebres palustres, y á la
vez un procedimiento ó método curativo que
bien puede llamarse nuevo, para combatir con
mayor prontitud, inocuidad y eficacia las diversas manifestaciones del *chucho*.

Empleamos el término *chucho* (¹) con que varias naciones americanas designan las diversas
manifestaciones de la infección palustre, por ser
una expresión eminentemente popular en la República Argentina y porque ya dejamos salvados
los escrúpulos del tecnicismo médico, dando la prioridad al término *paludismo*.

La profilaxia de estas fiebres tan diseminadas en
vastas y fertilísimas zonas como en ciudades importantes de nuestro país, no puede ser mirada de
lado como cuestión secundaria de higiene pública.
Conocemos las regiones donde la enfermedad es
endémica y las condiciones climatéricas que favore-

---

(1) Jara-chuchu, Cava-chuchu: Jara *idem est ac arbor;* Cava *idem est
ac cortex;* chuchu, *horror, frigus, febris horrepilatio; quassi diceres arbor
febrium intermittentium.* José de Jussieu, nota de sus viajes por América.

cen su desarrollo y actividad, luego nos hallamos habilitados para dar consejos sanos que alejen, por lo menos de los grandes centros de población, el predominio de un mal·que debilita incesantemente al organismo y degenera la especie humana.

Finalmente ofrecemos á los colegas un libro chico para que sea leído y porque no queremos hacerlo grande, llenando papel con referencias agenas,—donde reflejaremos·los procedimientos y el resultado de investigaciones propias, llevadas á cabo en varios puntos de la República, y las medidas sanitarias que con pleno conocimiento del terreno, juzguemos más aplicables en cada localidad.

Patogenia, profilaxia y tratamiento del *chucho* tales son las tres faces del prisma, á traves del cual debe juzgarse el presente trabajo.

E. CANTON.

Buenos Aires, Marzo de 1894.·

CAPÍTULO I

—

PARASITISMO

___

INVESTIGACIONES MICROSCÓPICAS

Que la fiebre palustre, sea cual fuese su tipo, es una afección parasitaria, ya nadie lo niega, por más que aun existan diferencias de interpretación entre los que se han dedicado especialmente á su estudio, y que en muchos casos los exámenes mejor practicados puedan no ir seguidos de un éxito completo.

Numerosos observadores de casi todos los países donde existe endémicamente el *chucho*, están comprobando diariamente la naturaleza parasitaria de la afección. Por nuestra parte no hemos querido ser de los últimos, ya que es imposible figurar entre los primeros, y á principios de 1892 emprendimos una série sistemática de observaciones microscópicas, con sangre de sujetos palúdicos, que nos ha proporcionado la satisfacción de comprobar la existencia en nuestros *chuchentos* del *hema-*

tozoario verdaderamente polimorfo de la fiebre palustre.

En una conferencia leida en el «Círculo Médico Argentino», el 9 de Abril del año próximo pasado, dábamos cuenta de haber descubierto en la sangre fresca de uno de nuestros enfermos en observación, los *cuerpos esféricos* con granulaciones de pigmento descubierto por Laveran y reconocidos por numerosos microbiólogos de otros paises, pero que hasta entonces no se había conseguido ver en el nuestro.

En aquel trabajo que corre impreso en los Anales que publica la sociedad mencionada, correspondientes al mes de Mayo de 1892, anunciábamos también que sirviéndonos de laminillas con sangre palustre, que principiaban á remitirnos algunos amables colegas del interior y muy especialmente por el Dr. Julio Valdez, había sido facil colorear la única forma del parásito que por entonces vimos, expresándonos en estos términos:

«Desde luego se ha conseguido después de varios exámenes y de ensayar diversos procedimientos de tinsión, algunos buenos preparados que conservamos (teñidos de doble coloración por medio de la eosina y del azul de metileno), con la sangre de Pedro Olivera, peón cultivador de caña, de 28 años de edad, atacado por el *chucho* de forma cotidiana. Descúbrense en ellos varios *cuerpos esféricos* libres y adheridos á los glóbulos rojos, llevando gránulos de pigmento muy distintos, que han sido vistos por los profesores Susini, Chaves, Barraza, Malbrán y varios alumnos, en el Museo de Anatomía Patológica de la Facultad de Medicina, y que no dejan en el espíritu el menor lugar á duda respecto á su naturaleza».

Después de esta comunicación hemos guardado silencio, á la vez que duplicábamos nuestra actividad, sobre los resultados que ulteriormente se han ido obteniendo sobre el particular, á fin de ordenarlos debidamente y publicar; reunido en un solo trabajo, todo el material de observación.

§ II

Elección de los enfermos

Para alcanzar un buen éxito en las investigaciones microscópicas y no exponerse á perder lastimosamente su tiempo, hay que llenar dos requisitos primordiales. Saber elegir el enfermo y conocer el momento más propicio para la extracción de la sangre que se ha de examinar.

Sin cumplir antes estos preceptos, todo estudio expondrá seguramente á obtener estadísticas inexactas y deducciones erróneas.

La elección del enfermo, es de trascendental importancia, pues no en todos los palúdicos se descubre el *hematozoario*. Es necesario buscar un *chuchento* de primera invasión y que aun no haya tomado quinina, para estar casi seguro de no salir defraudado en sus tareas, y si no es de primera invasión sino de recidiva, debe siempre elegirse al que haya dejado trascurrir más tiempo sin hacer uso de la medicación quínica

Cuando los sujetos atacados por las intermitentes, han tomado cualquiera de las sales de quinina en los dias anteriores y próximos al exámen microscópico de la sangre, será muy raro que se tenga la fortuna de ver algunos parásitos, por más que aun persista la fiebre en el paciente.

Los preparados de quinina destruyen el hematozoario y, como su cantidad nunca es extraordinaria en la circulación periférica, se comprende fácilmente las dificultades que surjen para el exámen de la sangre extraida de la yema del dedo, cuando se ha estado usando aquel agente terapéutico.

Cuanto mayor sea el tiempo trascurrido sin tomar quinina, tantas más probabilidades de éxito tendremos en las investigaciones.

Por nuestra parte los mejores resultados se han obtenido en el exámen de casos de fiebres de primera invasión y después de pasados varios accesos sin medicación· alguna.

§ III

Momento en que se debe extraer la sangre

Hecha la elección del enfermo, llega el caso de cumplir el segundo requisito, ó sea, elegir también el momento más apropiado para la extracción de la sangre que debe llevarse al microscopio para ser examinada.

Con el parásito de las fiebres intermitentes pasa un raro fenómeno, que por otra parte no es el único á que dán lugar pequeños seres que llevan vida parasitaria en el organismo humano, consistente en que los *hematozoarios* no se difunden por todo el sistema circulatorio, sino en momentos dados, momentos que todo observador debe saber aprovechar para ganar bien su tiempo.

La experiencia ha demostrado que al iniciarse los accesos, en el primer período de la fiebre, es cuando el mayor número se ha difundido en toda la masa sanguínea y que cuando la crisis pasa, así como en los períodos de remisión, estos pequeños y destructores organismos, desaparecen de la circulación periférica para reconcentrarse quizás en los gruesos vasos ó en ciertos órganos centrales de la economía.

Es por lo tanto durante los escalofríos, ó si estos no existen, al iniciarse la reacción febril, que debe sustraerse la sangre que se desee examinar. Esto no importa decir que si la extracción se practica en pleno acceso ó en el periodo de sudación, no se ha de encontrar necesariamente los *hematozoarios*, sino que su proporción será menor y que hasta puede llegar el caso de que no se vea uno sólo.

Estas precauciones son dignas de tenerse en cuenta, pues no suele ser raro que á pesar de ellas, la sangre se presente al observador desprovista de micro-organismos y sin que pueda correctamente concluirse afirmando la no existencia del *hematozoario palustre* en el enfermo, por su ausencia en un examen. Más de una vez acontece que lo que no se ha logrado en uno ni dos exámenes, se obtiene en un tercero.

En el paludismo crónico y sobre todo en determinados caquécticos,cuyos organismos parecen haberse connaturalizado con los parásitos, podrán encontrarse estos indistintamente á toda hora y momento en la circulación periférica, como que la temperatura suele también subir y bajar sin sujeción á ritmo dado alguno.

Por lo antedicho se ve claramente la estrecha correlación que guarda la hipertermia con la pululación de los hematozoarios en el torrente circulatorio, que les permite llegar hasta los capilares de las pulpas digitales. Semejantes coincidencias irradian rayos de luz sobre la fisio-patología de las pirexias palúdicas, como se verá oportunamente.

§ IV

Sitios donde se han practicado las investigaciones

——

Antes de pasar á describir los procedimientos técnicos que nos han servido en las investigaciones de sangre fresca y medios de teñido, queremos indicar las localidades donde fueron practicadas y la época ó estación del año, pues el resultado de todo trabajo depende de los medios con que se lleva á cabo y de las circunstancias que rodean al observador.

Nuestros trabajos microscópicos pueden dividirse en dos series; la primera comenzó en esta capital con el examen de la sangre fresca de algunos pocos *chuchentos* venidos de las provincias por paseo ó negocios, pero también con aquel inseparable recuerdo de provincia, y sobre todo con sangre seca preparada en laminillas y que varios colegas tenían la amabilidad de remitirnos de las comarcas donde el paludismo reviste la forma endémica.

En todo el transcurso del año 1892 hemos trabajado de esta manera, examinando directamente la sangre desecada en laminillas cubre-objetos, y sometiéndolas luego á diferentes procedimientos de coloración para hacer más visibles los parásitos. Acompañando á cada dos laminillas con sangre, recibíamos de nuestros colegas del interior el siguiente formulario lleno con los antecedentes del enfermo respectivo.

No._____

FECHA_____

Nombre_____ Edad _____ Estado _____ Sexo _____ Nacionalidad_____ Profesión_____ Constitución _____ Diagnóstico _____ Recaida ? _____ Hora del acceso febril _____ la duración _____ Hora en que se extrajo la sangre _____ ¿Ha tomado quinina? _____ qué día? _____ Estado del bazo _____ Estado del hígado _____ Observaciones especiales _____ _____ Exámen de sangre _____ Preparado teñido por _____ Montado al _____ Véase preparación No. _____ de la colección _____

Con este procedimiento ha sido fácil examinar la sangre de 76 palúdicos á más de 250 leguas del sitio de su residencia y después de varios días de haber sido extraida.

Terminada esta primera serie de observaciones, con resultados bastantes favorables, si bien no al punto que lo deseábamos, resolvimos antes de darlos á la publicidad, hacer un viaje de estudio á las provincias donde el *chucho* hace mayor número de víctimas, con el doble objeto de coronar las investigaciones microscópicas examinando sangre fresca de sujetos palúdicos, y de ensayar á la vez el nuevo tratamiento de la fiebre intermitente por las inyecciones hipodérmicas con el *bicloruro de quinina*, sal nueva con la cual habíamos alcanzado resultados inmejorables en esta capital, pero que era necesario poner á prueba en el mismo foco de infección ó por lo menos en las mismas condiciones climatéricas.

Al efecto emprendimos en los primeros dias del año 1893, una gira de tres meses por las provincias donde el paludismo es endémico, conduciendo todos los elementos y útiles necesarios á nuestro objeto. Recorrimos la provincia de Corrientes, pasando luego á Reconquista y en seguida á las de Tucumán, Salta y Jujuy, donde como es sabido la endemia es más floreciente.

En Tucumán permanecimos más tiempo, y no por afinidades de origen, sino por ser la provincia del Norte que tiene un hospital que verdaderamente parece tal y donde encontramos sitio apropiado para instalar nuestro pequeño laboratorio ambulante, y campo vasto á la investigación microscópica.

Es allí donde hemos efectuado las mejores observaciones y completado los estudios que hacen el principal objeto del presente trabajo.

Permanecimos en Tucumán durante la estación más propicia para el desarrollo de las fiebres de primera invasión y de recidiva, es decir en pleno verano, en los meses de Enero y Febrero, época del año en que más llueve y cuando los rayos solares dejan sentir con mayor intensidad su poder calorífico. (Véase el capítulo sobre climatología, de nuestra obra «El paludismo y su geografía médica en la República Argentina»).

§ V

Procedimiento técnico seguido para el examen de sangre fresca

El procedimiento técnico para el examen de la sangre de los sujetos palúdicos que invariablemente hemos seguido, ha sido el siguiente:

Elegido el enfermo y al iniciarse los escalofríos, cuando éstos existen, principiábamos por lavar bien un dedo de la mano, primeramente con agua y jabón, y luego con un algodón empapado en alcohol, de manera á quitar el polvo, grasa y tantas otras inmundicias que siempre abundan en las manos de los hospitalarios.

Después de seco el dedo á fin de que la humedad no haga extenderse en la piel la gota de sangre que se debe extraer, se practica un pinchazo con un alfiler perfectamente limpio á uno de los lados de la yema del dedo, bastando entonces comprimir la pulpa digital con la mano izquierda, para ver salir por el sitio de la picadura cierta cantidad de sangre que puede graduarse á voluntad y formar una gota del tamaño de un grano de anís bien redondeada y suficiente para una laminilla. Inmediatamente se toma por los bordes con la mano derecha que está libre, una laminilla cubre-objeto y se aplica con precaución por la parte céntrica de una de sus caras, á la gota de sangre, sin tocar al dedo, retirándola en seguida para colocarla definitivamente sobre un vidrio porta-objeto.

Debe comprimirse la laminilla sobre el otro vidrio á fin de que la sangre corra á extenderse en una débil capa y salga fuera de los bordes el exceso de líquido á examinar. Si la cantidad de sangre no se encuentra dispuesta de esta manera, sino en mayor proporción, los glóbulos rojos se presentarán al examen adosados como pilas de monedas vistas de costado y en pésimas condiciones para descubrir los *hematozoarios.*

Para que estas preparaciones se encuentren en buenas condiciones, es necesarios que los hematies se coloquen de plano formando una sola capa, pues así solamente será fácil ver los parásitos que llevan adheridos.

Se aconseja fijar luego la laminilla con parafina, pero esto no es necesario porque la misma sangre al desecarse en los bordes, á la vez que asegura la inmovilidad, evita la evaporación y por lo tanto que la sangre se deseque con rapidez.

Dispuesta de esta manera la preparación, se lleva al microscopio y se efectúa el examen de sangre fresca.

Para ver los hematozoarios no son indispensables los grandes aumentos. Siendo su tamaño como el de los glóbulos rojos en su completo desarrollo, basta con un oumento de 500 diámetros para verlos distintamente.

En nuestras investigaciones nos hemos servido de un microscopio Reichert con los objetivos 7ª, 9ª y la lente de inmersión homogénea ¹/₁₆ 18ᵇ con los oculares III y IV según los casos y la mayor ó menor extensión que deseábamos dar al campo visual. Este microscopio lleva condensador de Abbe y diafragma íris, que permite sin molestia alguna graduar la cantidad de luz necesaria. El condensador no es indispensable; en general, basta con la luz del espejo reflector pues el condensador hace demasiado trasparentes á los parásitos que escaparían fácilmente al ojo más investigador, sinó llevaran muchos de ellos los granitos de pigmento que sirven de punto de mira.

Todos nuestros exámenes han sido hechos con sangre fresca ó desecada, pero siempre extraida de las yemas de los dedos. Sólo una vez la hemos tomado directamente del bazo por medio de una punción, en el mismo enfermo, cuya sangre sirvió para inocular el *chucho* al Dr. Alfaro, según se verá en la historia clínica que publicamos más adelante, y que si bien es verdad encontrábanse en ella gran cantidad de *hematozoarios,* no lo es menos que el enfermo sufrió durante dos días algunos dolores que lo tuvieron bastante incómodo en toda la región esplénica.

Golgi y otros observadores, han practicado un buen número de exámenes con sangre fresca sacada del bazo y asegura haber encontrado mayor proporción de elementos parasitarios que en la sangre periférica, lo que no dudamos, pero también estamos seguros que los enfermos habrán pasado malos ratos con las investigaciones de la sangre esplénica mientras que las comunes, punzando la yema del dedo, pasan sin dejar recuerdos desfavorables.

Las punciones del bazo cuando se practican con

todas las precauciones de antisepsia, no tienen peligro para la vida, indudablemente, pero someten al paciente á varias horas de molestia y dolor sin necesidad alguna.

El reconocimiento de los parásitos cuando se estudia la sangre fresca de los palúdicos, no suele ser del todo fácil para los novicios en esta clase de investigaciones, sobre todo si únicamente pasan por el campo visual cuerpos quísticos sin granulaciones de pigmentos y que tan sólo miden de 1 á 4 μ. Para verlos hay que cerrar bastante el diafragma iris, pues siendo muy trasparentes, el exceso de luz los vuelve invisibles y por más que esto parezca una paradoja es una gran verdad. No hay que confundir estas primeras faces del desarrollo del hematozoario con las granulaciones elementales de la sangre, que á veces aparecen en proporción crecida en el suero sanguíneo y que son sumamente pequeñas y generalmente aglomeradas en forma de colonias. Cuando están esparcidas en pequeño número, y sobre todo si se han colocado por encima de algún hematie, la distinción es difícil, por cuanto se asemejan á un *cuerpo quístico* adherido á un glóbulo rojo; pero siempre las granulaciones elementales tienen mayor brillo, cual si fueran pequeñísimas perlas, mientras que las *masas hialinas* presentan á los glóbulos rojos como horadados por un sacabocado.

Hemos visto algunas pocas veces cierta deformidad de los hematies que á no haber sido tan general en toda la preparación, nos habría inducido en error. Las células sanguíneas conservando íntegro su borde libre, aparecían perforadas por orificios de diferentes tamaños, pero siempre uno solo para cada célula que ocupaban de preferencia la parte céntrica.

Como en toda la preparación no se veía un solo *hematozoario* con granulaciones de pigmento y la horadación era con raras excepciones en todos los hematíes, tuvimos que convenir en que se trataba únicamente de una deformación de los glóbulos rojos que no puede explicarse sinó como un fenómeno extra vascular.

La *poikilocytosis*, ó sea la variedad en la forma de los glóbulos sanguíneos, la hemos visto muy pocas veces, tomando los glóbulos la forma de media luna y ovalada.

§ VI

Procedimiento para el examen de la sangre desecada

El procedimiento á seguir en los exámenes de sangre desecada difiere poco del anterior.

En ambos hay que tener listos y bien lavados con alcohol las laminillas y porta-objetos que se han de usar, así como uno de los dedos del paciente. La gota de sangre se obtiene de la pulpa digital por el mismo procedimiento, es decir pinchando con un alfiler. Llegado á este momento recién se modifica el manual operatorio.

Se toma una de las laminillas y se aplica á la gota de sangre, como cuando queremos examinarla fresca, pero en vez de aplicarla sobre el vidrio porta-objeto la adosamos á otra laminilla tomada por sus bordes, de manera que la gotita de sangre se extienda en débil capa por entre sus dos superficies. Obtenido esto y sin pérdida de tiempo, debe principiarse á separar las dos laminillas haciendo deslizar una sobre otra, antes que la sangre al secarse y haga imposible la desunión en buenas condiciones, y á fin de que cada laminilla lleve tan solo una débil capa del líquido sanguíneo.

En seguida aconsejan fijar la preparación pasando cada laminilla dos ó tres veces por la llama de alcohol y por el lado de la superficie que no tiene sangre.

Esta desecación rápida deforma algunas veces á los glóbulos rojos, y nosotros hemos dejado secar sola la sangre al aire libre, reservándonos el fijar más tarde la preparación si era necesario teñirla.

Obtenida la sangre de esta manera no hay más que montar la preparación á la parafina ó bálsamo de Canadá y proceder al examen microscópico. Debe preferirse el montaje á la parafina porque no hace demasiado trasparentes las preparaciones, como el bálsamo. Nosotros hemos tenido como norma de conducta, examinar una de las laminillas montada al seco, reservando la otra para someterla á los procedimientos de teñido y buscar por medio de ellos los parásitos que se hacen más visibles.

La sangre no se altera y después de varios meses pueden verse los elementos figurados y patológicos de la misma como en el primer día del examen.

La mayor parte de los exámenes que hemos practicado con sangre seca, han sido hechos con laminillas que distintos colegas nos remitían de varias provincias y después de pasados algunos dias de su extracción.

En esta clase de preparaciones los *hematozoarios* se ven muy bien si están provistos, como regularmente sucede, de los gránulos de pigmento, pero comparativamente al estudio sobre la sangre fresca, hay para los primeros la desventaja de que viéndose tan sólo á los parásitos bajo su forma cadavérica, el observador no puede apreciar los movimientos amiboidales, tanto más distintos cuanto mayor es la pigmentación y más perfecta la vitalidad del protozoario.

No debe olvidarse que para que una preparación de esta clase reuna todas las condiciones de bondad necesarias, la sangre tiene que encontrarse extendida sobre el cubre-objeto en una capa de tal tenuidad que los hematíes se presenten de plano sin superponerse los unos á los otros. Tan sólo así se descubrirán los *hematozoarios* adheridos á los glóbulos rojos y hasta las formas libres se descubren mejor entre los espacios que separan á los elementos figurados de la sangre.

§ VII

Procedimientos de teñido

—

Existen diversos procedimientos para teñir aisladamente los parásitos de la sangre de palúdicos á fin de hacerlos más visibles: coloreando sucesiva ó simultáneamente los elementos histológicos de la sangre con los hematozoarios que entre ellos se encuentran.

Hablaremos tan solo de los que hemos puesto en práctica.

Preparada la sangre como más arriba queda dicho, hay ante todo que fijar el preparado ya sea por la llama de alcohol, ó como nosotros lo hemos hecho ordinariamente, por medio de la solución del Dr. Roux.

Esta solución se prepara mezclando partes iguales de alcohol y éter; bastando verter dos ó tres gotas de este líquido sobre la superficie de la laminilla con sangre desecada de manera que se extienda por toda ella, y dejarla evaporar, para que la preparación quede bien fijada y pueda someterse al teñido.

Como los *hematozoarios* tienen la propiedad de absorber el azul de metileno de las soluciones acuosas tiñéndose con una coloración azulada ó mejor dicho celeste—que es la que nosotros hemos visto tomar—mucho más clara que la ofrecida por los núcleos de los leucocitos, Laveran aconseja para la simple coloración de los preparados, verter va-

rias gotas de una solución acuosa bien concentrada
de azul de metileno sobre las laminillas que se desean
teñir dejándolas en contacto con el líquido colorante
durante treinta segundos, para lavarlas con un débil chorro de agua destilada y dejarlas secar en seguida.

Basta entonces montar la preparación al seco rodeándola con parafina á fin de evitar la entrada de
la humedad si se desea conservar el preparado, ó
bien montarle al bálsamo de Canadá para que con
un regular aumento puedan apercibirse los parásitos teñidos de celeste y con sus granos de pigmentos muy distintos.

Los leucocitos también se tiñen con el azul de
metileno pero nunca podrán confundirse con los hematozoarios, por su aspecto granuloso y sobre todo
por la coloración de azul más subido que ofrecen
sus núcleos múltiples.

Los glóbulos rojos permanecen intactos, conservando su debil coloración rosada.

Hay un procedimiento de doble coloración que
hemos usado mucho con gran resultado y que permite obtener preparaciones muy bonitas y claras, sobre todo para ver á los *hemotozoarios* cuando se
encuentran adheridos á los hematíes en número
de uno ó más, nos referimos al procedimiento de
Metchnikoff.

Este autor usa por separado dos soluciones, una
de eosina y otra de azul de metileno; con la primera da un tinte más rojo á los hematíes y con la se-

gunda colorea los otros elementos que se encuentran en la sangre.

La fijación de la sangre se hace del mismo modo que ya queda dicho más arriba.

En seguida se preparan dos soluciones acuosas y concentradas de eosina y azul de metileno en pequeñas cápsulas de vidrio. Para disolver más pronto y mejor el azul de metileno, hemos añadido antes que el agua un par de gotas de alcohol y mezclado con una varilla de vidrio.

Se toma la laminilla, y por el lado de la preparación se la deja caer de plano sobre la superficie de la solución de eosina donde sobrenada. Se espera treinta segundos para recién sacar la preparación, lavarla con agua destilada y dejarla secar. Luego de secada se coloca del mismo modo y por igual tiempo en la solución azul, se lava con esmero á fin de no dejar materia colorante que ensucie la preparación y se espera el desecamiento al aire libre.

Obtenida la preparación con todas estas operaciones, que quitan bastante tiempo, puede montarse la laminilla al seco ó al bálsamo y proceder al examen microscópico.

Con la doble coloración aparecen los *hematozoarios* que estaban adheridos á los glóbulos rojos, con una coloración celeste y rodeados por una faja rojiza restos del hematíe próximo á desaparecer bajo la acción destructora del parásito celular.

Cuando en la sangre teñida de la manera que dejamos dicha, existen cualesquiera de las formas del *hematozoario palustre,* puede contarse con la seguridad de que estos serán muy visibles ý característicos; pues que los granos de pigmento en el interior de los cuerpos quísticos y medias lunas, teñidas de celeste claro, no permiten confusión alguna.

Para ganar tiempo, abreviando el manual operatorio, hemos empleado también y sobre todo en las provincias donde nuestro pequeño laboratorio era verdaderamente ambulante, la solución Chenzinsky cuya fórmula es la siguiente:

Solución acuosa concentrada de azul de

    metileno..................................... 40 gramos

Id de eosina al ½ % en alcohol á 70°... 20 »

Agua destilada........................... 40 »

    Mézclese todo.

Para usar la doble solución de Chenzinsky, basta después de haber fijado la preparación, colocar las laminillas por espacio de treinta ó cuarenta segundos en este líquido y luego lavarlas con agua destilada. Los hematies absorben la eosina y los parásitos y glóbulos blancos, el azul de metileno obteniéndose así en un momento la doble coloración.

A título de noticia, mencionaremos el método de Soulié recomendado también por algunos autores, pero sobre el cual no tenemos experiencia personal que invocar.

Soulié coloca una gota de solución alcohólica de azul de metileno sobre una laminilla y la deja evaporar; después de seca recoje sobre ella la sangre que debe examinarse, y el suero disolviendo poco á poco la materia colorante, permite el teñido de los glóbulos blancos y de los elementos parasitarios.

Al parecer con tan sencillo manual operatorio se obtendrían buenas preparaciones sin que se altere ninguno de los elementos normales ni patológicos de la sangre.

DESCRIPCIÓN DE LOS HEMATOZOARIOS DEL PALUDISMO

§ VIII

Cuerpos esféricos

Háse dicho y según parece con verdad, que el *hematozoario;* ó parásito de las fiebres intermitentes, era un microorganismo polimorfo, y como veremos luego, sin violentar la lógica y á semejanza de los cambios morfológicos que tienen lugar en otros animales igualmente parásitos del mismo grupo del *hematozoario palustre*, tres de sus formas pueden hacerse derivar unas de otras (cuerpos esféricos, medias lunas y cuerpos en rosa) como que perteneᴄᴇn á un grado diverso de crecimiento, y tan solo la ᴄuarta forma ó sea la de los flagelos ofrece dificultades para correlacionarlas con las anteriores.

Haremos la descripción sucesiva de cada una de estas formas, indicando á la vez el tanto por ciento encontrado en nuestros exámenes:

Cuerpos esféricos: Sin duda alguna es esta la forma más común del *hematozoario palustre*.

Se presentan al observador como pequeñas masas ó *cuerpos hialinos* de gran transparencia é incoloros, con un tamaño que varía desde 1 μ. hasta la dimensión de un leucocito 10 μ. y sin que por nuestra parte hayamos visto dimensiones mayores.

Mientras el *hematozoario* conserva su vida, la forma de su cuerpo protoplasmático es casi siempre redondeada y en muchos de ellos perfectamente esférica. Con la muerte toman formas irregulares.

Examinando la sangre de los palúdios al estado fresco, es fácil descubrir á los *cuerpos esféricos* nadando en el plasma sanguíneo, sobre todo si llevan granulaciones pigmentarias que los hacen verdaderamente característicos.

Estos gránulos de pigmento, que por cierto son bien negros, no aparecen en todos los cuerpos esféricos; los muy pequeños que tan solo miden de 1 á 3 μ. suelen carecer de ellos en absoluto ó cuando más llevan un solo puntito negro; mientras que en los de mayor tamaño los gránulos de pigmento son constantes y numerosos.

Es curiosa en verdad la disposición en forma de anillo periférico que toman aquellas granulaciones durante la vida del *hematozoario;* no parece sino que una verdadera fuerza centrífuga los mantuviese separados por igual distancia del centro de la masa protoplasmática. Cuando los movimientos amiboidales de este parásito desaparecen y que por lo tanto se extingue la vitalidad, á la vez que toda la masa del cuerpo esférico se deforma, se ve también á los granos de pigmento aglomerarse sin orden ni concierto en el centro del cuerpo ó en cualquier otro punto de sus costados.

También suelen aparecer entre los cuerpos hialinos que llevan coronas periféricas de puntos negros, algunos otros donde el pigmento parece repartido por igual en toda la masa protoplasmática.

Los *cuerpos esféricos* están dotados de la facultad de moverse á semejanza de las amibas, pero donde la movilidad se pronuncia más es en el interior de la masa protoplasmática, siendo los granos de pigmento los que permiten apreciar distintamente este fenómeno.

Fijando la vista con atención sobre algunos de los puntos negros que ocupan la periferia ó el centro del *hematozoario*, no se tarda en ver desaparecer á algunos de ellos, miéntras que otros nuevos se presentan al observador. Estos movimientos que se parecen al movimiento browniano producido por agentes físicos y no orgánicos, es fácil distinguirlo, pues se lo ve detenerse algunos instantes para volver á comenzar en seguida y no tienen tampoco esa regularidad rítmica que se observa cuando es debido á causas externas que actúan sobre la preparación. Por otra parte, y como para que no quede en el espíritu motivo alguno de duda sobre la causa determinante de aquel movimiento molecular, se ve coincidir la agitación de los gránulos de pigmento con los movimientos amiboidales del *hematozoario*, coincidencia feliz que dá igualmente la razón á todos aquellos que miran en el cambio de sitio de los gránulos pigmentarios un movimiento pasivo comunicado por la masa protoplasmática que los encierra y en manera alguna como agitación autonómica de los mismos.

Los *cuerpos esféricos ó quísticos*, como primitivamente les llamó Laveran, se encuentran no tan solo en el suero sanguíneo, sino también íntimamente adheridos al cuerpo mismo de los hematíes. Así no es raro ver á un glóbulo rojo llevando uno, dos ó tres pequeños cuerpos esféricos con ó sin granulaciones pigmentarias.

Los hematíes aparecen como taladrados por un saca-bocado, sobre todo si el cuerpo esférico es pequeño y no pigmentado. La forma y aspecto general del hematíe, no cambia sensiblemente cuando el parásito que se le adosa es aún pequeño; pero á medida que éste crece, aquél se destruye; se decolora, aumenta de diámetro cual si se hinchara bajo la acción del *hematozoario*, queda reducido á una pequeña faja anaranjada que envuelve á la *masa hialina* y por último desaparece del todo dejando en libertad al *cuerpo esférico* que nutría y que ya cuenta con un respetable número de granulaciones en su seno.

Los hematíes nutren con su propia sustancia á los *cuerpos esféricos* que se les adhieren, y favorecen su desarrollo del mismo modo que las células epiteliales favorecen el desenvolvimiento de los coccidios.

La reproducción de estos pequeños organismos, es como la de todos los protozoarios, asexual y la multiplicación tiene lugar por segmentación ó fisiparidad. Algunos observadores afirman haber

visto algunos de estos cuerpos amiboidales principiar
á extrangularse por su centro hasta dividirse por
completo, dando orígen á dos y luego á cuatro nuevos seres.

Cuando se examina una misma preparación de
sangre fresca, por más de cuarenta minutos, nótase
que los cuerpos esféricos han detenido sus movimientos amibóideos, que las granulaciones de pigmento se aglomeran sobre un punto cualquiera
permaneciendo inmóviles, y que su forma ha dejado
de ser esferoidal, todo lo cual caracteriza el estado
cadavérico del *hematosoario.*

Así se explica el porqué de la rareza de las coronas de pigmento en los parásitos que se estu-
dian en la sangre desecada, pues allí no se descubren
más que las formas cadavéricas, sea que estén dentro ó fuera de los hematíes.

En el grabado N.° 1 representamos los *cuerpos
esféricos,* tal cual los hemos visto en los exámenes
de sangre fresca en sus diversos tamaños, con ó
sin pigmento, al estado libre, ó adheridos á los hematíes pero en mayor abundancia de lo que realmente se observa.

El grabado N.° 2, representa las formas cadavéricas de los mismos *cuerpos esféricos,* pero hechos
más visibles por doble coloración con la eosina y
el azul de metileno.

Grab. N. 1

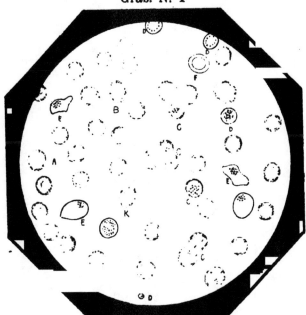

Glóbulos rojos de la sangre recien extraida, color natural. **B,** Masas hialinas sin pigmento y adheridas á los glóbulos rojos como en las **C,** que llevan pigmento. **,** Cuerpos esféricos libres y pigmentados. **E,** formas cadavéricas de los cuerpos esféricos. **F,** Leucocitos. **K,** Hematies que principian á deformarse.

Grab. N. 2

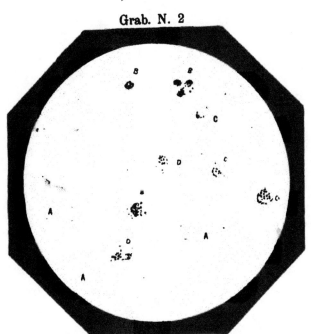

A. Glóbulos rojos teñidos por la eosina **B.** Leucocitos melaniferos. **C,** Cuerpo esféricos destruyendo á los hematies. **D.** Cuerpos esféricos en sus formas cadaveri cas y teñidos como los otros por el azul de metilena.

§ IX

Medias lunas

Esta curiosa forma del *hematozoario palustre* ha recibido también el nombre de *cuerpos en crecientes* y es mucho más rara que la anterior.

Como su nombre lo indica, el parásito se presenta bajo la misma forma que la luna en su cuarto creciente, con la sola diferencia de que en estos plane-titas microscópicos, están reemplazadas las manchas del astro de la noche, por las granulaciones pigmentarías que ya conocemos.

Los *cuerpos en creciente*, y á semejanza de la forma anterior, son también hialinos y transparentes. Su tamaño algo mayor que el de los hematíes, mide siempre de 8 á 10 μ., con la particularidad de que no se encuentran medias lunas con dimensiones inferiores, de 2, 4, 5 y 6 μ. por ejemplo, como se observa en los cuerpos quísticos, y de no exceder su diámetro de 2 μ. en la porción más ensanchada.

Las *medias lunas* en número regularmente escaso, flotan con libertad en el suero sanguíneo sin adherirse á ninguno de los elementos figurados de la sangre, constituyendo así otro carácter distintivo propio á esta forma. Las extremidades por que terminan estos cuerpos son unas veces redondeadas y otras un tanto agudas.

Las granulaciones de pigmento se las ve aglomeradas sin orden alguno, hacia la parte media del borde cóncavo, y muy raras veces en alguna de las extremidades.

No existen movimientos amiboidales y los granos de pigmento permanecen fijos, exactamente como lo que pasa en las formas cadavéricas. Esta circunstancia nos ha hecho pensar más de una vez sobre si no se trataría en estos casos de uno de tantos aspectos bajo los cuales pueden presentarse los cuerpos esféricos cuando han perdido los atributos de la vitalidad, antes que dé una nueva forma del hematozoario.

Y en efecto, ¿porqué no se ven medias lunas jóvenes cuyas dimensiones sean inferiores á los 8 ó 10 μ. que alcanzan los adultos? ¿porqué carecen de todo movimiento, que como se sabe es uno de los atributos de la animalidad? y ¿porqué si se trata de seres vivos, las granulaciones se aglomeran y permanecen inmóviles como en las formas cadavéricas de los cuerpos esféricos?

Contra esta opinión existiría el hecho observado por algunos autores, pero no visto por nosotros, de que una media luna se transforma poco á poco en una masa ovóidea y luego en un cuerpo esférico; pero no dicen nada sobre si el movimiento aparece á medida que los cuerpos en creciente se transforman.

Aun podría formularse otra pregunta sobre la razon del porqué no se ha visto hasta ahora fijarse los flajelos á las medias lunas como lo hacen con los cuerpos esféricos.

Laveran afirma haber visto en varias medias lunas una línea finísima en forma de arco, uniendo las dos extremidades por el lado de la concavidad, línea que según él sería el borde marginal del hematíe, al cual habría estado adherida la media luna y que desapareció devorado por la acción destructora del parásito. Pero acá nos asaltan otra vez las dudas y preguntamos cuál es la razón de que se encuentren tan solo medias lunas, conservando un segmento del borde libre de los hematíes y que nunca se las vea adheridas á los glóbulos rojos? Y si su crecimiento lo hacen á expensas de las células sanguíneas? porqué jamás se ha visto una pequeña media luna devorando por su centro á un glóbulo rojo?

Difícilmente puede aceptarse la opinión de algunos autores italianos cuando quieren encontrar en aquellos cuerpos otra especie de parásitos distinta de los cuerpos esféricos, pues á las medias lunas nunca se las observa á medio crecer, sino al estado adulto, y harto raro sería encontrar un organismo que se sustraiga á la ley general del crecimiento.

Véase el grabado Nº 3, conteniendo *medias lunas* y *cuerpos segmentados*.

§ X

Cuerpos segmentados ó en rosa

—

Son estos pequeñas masas esféricas transparentes, de apariencia floral, con los gránulos de pigmento en el centro y de las mismas dimensiones que las cuerpos quísticos ya bien desenvueltos.

Los hemos visto muy raras veces y constituyen á no dudarlo el ejemplo más evidente de la multiplicación por segmentación de estos microorganismos.

Cuando los cuerpos hialinos han alcanzado en su marcha evolutiva el completo desarrollo y es llegado el momento de la reproducción, los granos de pigmento ganan el centro de la masa protoplasmática á la vez que en su periferia diséñase un verdadero anillo formado por pequeños arcos de círculo, primeros vestijios de la multiplicación por escisiparidad.

Estos arcos de círculo se prolongan luego por medio de radios converjentes al centro pigmentado del parásito tomando así la forma de los pétalos de una flor, hasta que llega un momento en el cual rompiéndose la membrana de envoltura quedan las granulaciones de pigmento en libertad y las pequeñas *masas hialinas,* resultantes de la segmentación del protoplasma, van á constituir otros tantos embriones de hematozoarios.

Golgi, que es el autor que dá mayor importancia

á la forma que estudiamos y que considera ser esta la manera más común de multiplicación, llega en su estudio sobre el particular, á conclusiones que le permiten distinguir la fiebre terciana de la cuartana por el aspecto general de los cuerpos segmentados.

Entre los caracteres distintivos que este autor cita, el más importante sería á nuestro juicio, el basado sobre el número de los corpúsculos hialinos que dentro de cada cuerpo esférico se originan. Así en las fiebres de tipo terciano, la cantidad de aquellos sería por lo menos doble de la que se encuentra en las fiebres cuartanas.

Pero haremos notar que si el clínico tuviera que hacer sus diagnósticos y establecer el tipo de la fiebre con tan solo los caracteres suministrados por el modo de segmentación de los *cuerpos en rosa*, se vería á menudo obligado á callar, pues no son formas de constancia absoluta, pudiéndose ver en un mismo caso las dos maneras de multiplicación del parásito que Golgi considera como típicas para cada clase de fiebre, y en otros no encontrarse ninguna por ser una forma muy rara. Grabado N° 3.

§ XI

Flagelos

—

Esta es sin duda la forma más notable y rara en que se presenta el *hematozoario del paludismo*, y tan rara es, que hasta hoy, y no obstante haber practicado un respetable número de exámenes, no hemos sido bastante afortunados para reconocer su presencia en el líquido sanguíneo de nuestros palúdicos.

No desmayamos sin embargo en la tarea, seguimos trabajando, y no será difícil que en cualquier momento consigamos ver estas anguilillas microscópicas, llamadas *flagelos*, al estado libre ó adheridas á los cuerpos esféricos.

Dá una idea de la rareza de los flagelos, el hecho de que Laveran, á pesar de su práctica indiscutible para los exámenes, tan solo ha encontrado esta forma en el 21 % de sus enfermos. En 432 palúdicos, vió los flagelos únicamente en 92.

Este autor describe los *flagelos*, como á pequeños seres de forma filiforme, sumamente transparentes, incoloros y de movimientos muy rápidos.

La longitud aunque bastante grande como que excede tres y cuatro veces el diámetro de los hematíes—de 21 á 28 μ.—no facilita por esto el examen, pues su diafanidad los hace invisibles cuando por el enfriamiento de la · sangre pierden sus movimientos.

Los que han observado esta forma, dicen que los *flagelos* se adhieren por una de sus extremidades á los cuerpos esféricos y nunca á las medias lunas, y que por el otro libre, terminan en un pequeño abultamiento en forma de cabeza.

Los *flagelos* en número variable de uno á cuatro y dispuestos con ó sin regularidad sobre los *cuerpos esféricos*, se hallan animados de rápidos y enérgicos movimientos en la sangre recien extraida, comunicando no tan solo cambios de forma al cuerpo á que están unidos, sino también desalojando á los glóbulos rojos de sus inmediaciones.

En estos movimientos algunos flagelos se desprenden y siguen nadando en el suero sanguíneo, con movimientos vermiformes.

¿De dónde proceden los flagelos? Laveran afirma haber presenciado alguna vez, la salida de estos pequeños séres, del interior de los cuerpos esféricos. A decir verdad, es este un fenomeno raro y de no fácil explicación.

Aquel autor supone que quizás en estos casos los *flagelos* proceden de aquellos cuerpos esféricos que según vimos eran el resultado de una especie de transformación de las medias lunas, y nó de los verdaderos *cuerpos esféricos* cuyo crecimiento es apreciable y cuya multiplicación se hace por segmentación endógena.

Sea cual fuere su origen, estos seres filiformes dejan de ser visibles cuando al desecarse la sangre del preparado pierden su movilidad. Es oportuno

ʝambien hacer constar que hasta la fecha no ha sido posible teñir los flagelos.

Según se desprende de las observaciones de
Councilman, en la sangre del bazo es donde existe
mayor proporción de *flagelos*, y extrayéndola por
medio de punsiones capilares hechas con una jeringuita de Pravast, es como se puede tener en los exámenes mayor suma de probabilidades de éxito para
la forma que nos ocupa.

Sin embargo de que varios observadores, reconociendo el peligro ó la no inocuidad [de las punsiones del bazo para el enfermo, han imitado el procedimiento de extracción de sangre de la glándula
esplénica; por nuestra parte no hemos querido repetir
esas picaduras, por el dolor y molestia que, cuando
menos, acarrean al paciente.

Véase el grabado adjunto N 4.

§ XII

Leucocitos melaníferos

———

Al examinar la sangre de los sujetos palúdicos,
obsérvase con alguna frecuencia ciertos cuerpos
que por llevar gránulos de pigmento en proporción
variable, pueden inducir en error, si no se los estudia con cuidado.

Nos referimos á los leucocitos melaníferos. En efecto, los glóbulos blancos de la sangre suelen asimilar
algunos de los granos de pigmento procedentes de

Grab. Nº 3

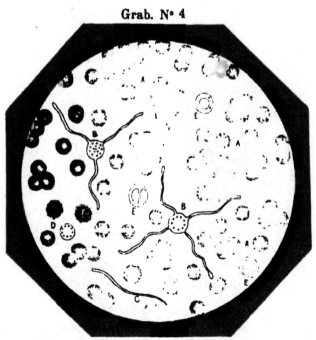

A. Glóbulos rojos. **B.** Leucocitos. **C.** Medias lunas. **D.** Cuerpos en rosa ó segmentados. **E.** Cuerpos esféricos.

Grab. Nº 4

A. Hematíes normales en la sangre recien extraida. **B.** Cuerpos esféricos con flagelos, segun Laveran. **C.** Flagelo libre. **D.** Cuerpo esférico sin flagelos. **E.** Leucocitos.

los *cuerpos esféricos* que se multiplican ó mueren y que nadan en el suero sanguíneo, y hasta disponerse con cierto grado de regularidad formando corona en toda la periferia.

La existencia de los núcleos, de uno á cuatro, que siempre llevan los leucocitos permite distinguirlos de los verdaderos hematozoarios.

Regularmente ofrecen tan solo uno, dos ó tres corpúsculos pigmentarios; en mayor proporción, son muy raros, y la ubicación que toman es casi siempre periférica; solo por excepción se les ve en la masa nuclear.

En el exámen de la sangre seca y teñida por el azul de metileno, el reconocimiento de. los leucocitos melaníferos es sumamente fácil; en primer lugar los glóbulos blancos no se deforman y sus núcleos se tiñen de azul bien pronunciado, mucho más fuerte que en el resto de la célula, mientras que los *hematozoarios* toman formas distintas, carecen de núcleos y la coloración que presentan es la de un celeste claro. Por otra parte los gránulos de pigmento que se aglomeran sin orden ni concierto en un punto cualesquiera del cuerpo del *hematozoario* son siempre mas numerosos que los que accidentalmente llevan los leucocitos.

El carmin suministra un buen medio para esta misma distinción; tiñendo el preparado con dicha sustancia, los núcleos de los glóbulos blancos se colorean fácilmente, permitiendo así hacer resaltar las diferencias.

¿Cómo termina la vida de los *hematozoarios?* Los

cuerpos esféricos, la más común de las formas que reviste el *hemotozoario del paludismo*, tienen dos maneras de terminar, la una es la común á todos los seres, por la muerte; y la otra podríamos llamarla por perpetuidad ó paso á la vida de nuevos seres.

Ya hemos hecho referencia más al principio, de esas pequeñas *masas hialinas* de formas irregulares que suelen verse en los exámenes de sangre fresca, con las granulaciones de pigmento amontonadas en un sitio cualquiera y de todo punto inmóviles, que hacen contraste con la corona movible de puntos negros como partículas de carbon, infaltable en los cuerpos esféricos adultos y vivos, y que es por otra parte la única manera como las vemos cuando estudiamos la sangre desecada.

Pues bien, estas *masas hialinas* pigmentadas son las formas cadavéricas de los *cuerpos esféricos* que aún no habían tenido tiempo de multiplicarse. La forma esférica desaparece, el protoplasma celular se deprime en varios puntos adoptando las formas más caprichosas y los granos de pigmento que durante la vida veíanse dispuestos con bastante simetría en la parte periférica, aparecen ahora aglomerados hacia alguno de los ángulos.

La otra manera de terminar de los *cuerpos esféricos* es pasando á la forma descrita bajo el nombre de *cuerpos en rosa,* es decir, multiplicándose por segmentación endógena.

Cada cuerpo esférico se transforma de esta manera en 8, 16 y aun mayor número de nuevos seres que llevando parte de su protoplasma, irán á adhe-

rirse á los glóbulos rojos para repetir el mismo ciclo de sus progenitores. (Véase los grabados nú
meros 1 y 2).

§ XIII

Proporción en que se hallan cada una de las formas del hematozoario palustre

¿En qué proporción se hallan cada una de las diversas formas en que se presenta el hematozoario
del paludismo, con relación al número de enfermos
examinados por nosotros? En todo exámen de sangre palúdica, deben encontrarse necesariamente las
cuatro formas conocidas? Se presentan aisladas y
predomina alguna de ellas?

Tales son las diversas cuestiones que nos propo-
nemos desarrollar con criterio propio en el presente
artículo.

Ya lo hemos anticipado desde el principio de este
trabajo, cuando decíamos que los *cuerpos esféricos*
con sus respectivas coronas de granulaciones pigmentarías, era la forma que, en los exámenes de
sangre palustre, descubría con mayor frecuencia el
observador.

Cuando hemos aprendido á conocerlos, nos ha sido
fácil identificarlos en casi todos los exámenes de
sangre de enfermos que no habían tomado quinina,
por lo menos desde mucho tiempo atrás.

En un total de 115 palúdicos, hemos encontrado

á los cuerpos esféricos solos, en 67 casos; siendo
digno de notarse que en su mayor parte eran estos
fiebres de primera invasión, terciarias y cotidianas,
y que muchos de aquellos habían tomado preparados
de quinina en épocas anteriores al exámen. También había entre ellos algunos casos de fiebres de
primera invasión de tipo intermitente y continuo.

Los *cuerpos en crecientes* solos, y en igual número de atacados (115), se han dejado ver solamente
en 9 casos. Estos eran en su mayoría palúdicos
inveterados que no tardarían mucho en llegar al
período de las degeneraciones caquécticas.

Cuerpos en creciente ó medias lunas y *cuerpos
esféricos* entremezclados en la sangre de un mismo
sujeto, han sido vistos en 7 casos de entre los 115
que forman nuestra estadística. Estos 7 casos han
sido fiebres intermitentes de recidiva con estado
anémico bien acentuado.

A los *cuerpos segmentados* en compañía de los
esféricos tambien los hemos descubierto en 6 atacados; de manera que en resumen tenemos:

Entre 115 pa-
lúdicos exami-
nados............

Cuerpos esféricos solos...... 67 casos
id en creciente » .... 9 »
id id y esféricos asociados 7 »
id esféricos y segmentados 6 »

Total...... 89 resul-

tados positivos entre 115 palúdicos cuya sangre ha
sido examinada con atención y esmero.

Estas cifras y la proporcionalidad que ellas guardan, no se apartan gran cosa de las obtenidas en
otros paises y por otros observadores que han pu-

blicado estadísticas más numerosas que la nuestra. Por ella se ve que en el 77,38 % de los palúdicos examinados se ha encontrado el *hematozoario* en sus diferentes formas, excepción hecha de los *flagelos* que aun no hemos tenido la satisfacción de reconocer.

¿Cualquiera de estas formas basta para caracterizar la naturaleza palustre de un padecimiento ó es necesario descubrir en la sangre todos los aspectos conocidos del hematozoario?

A nuestro modo de ver, y basados en la práctica, el hecho de encontrar en la sangre de cualquier sujeto, los cuerpos esféricos, medias lunas etc., aisladamente, basta y sobra para autorizarnos á concluir de que tenemos por delante una sangre palúdica y á pronosticar de que la persona que la proporciona sufre ó sufrirá cualquiera de las manifestaciones clínicas propias á la malaria.

Naturalmente que cuando este parásito polimorfo ofrece al observador varios de sus aspectos y variantes, robustece las seguridades del diagnóstico, pero casos semejantes son raros como lo demuestra la estadística, y si el clínico tuviera que esperar á descubrir las cuatro formas, en que hasta hoy se ha visto al *hematozoario*, en un solo enfermo, para recien formular un diagnóstico definitivo, seguramente en la inmensa mayoría de los casos los enfermos se morirían sin el tratamiento específico y sin que se sepa de qué.

Laveran afirma que si algunas dudas le quedan en el espíritu cuando tan solo ha reconocido las dos ó tres primeras formas del hematozoario, estas desaparecen por absoluto así que consigue descubrir los *flagelos* ó filamentos móviles y no trepida en asegurar que se trata de un verdadero palúdico.

Indudablemente los flagelos deberán tener gran valor patognomónico en los exámenes de sangre, pero de su falta ó ausencia no puede concluirse que el paludismo no exista.

El mismo Laveran no ha descubierto esta forma sinó en un 21 % de los enfermos y no por eso desconoce que en el resto, ó mejor dicho en la gran mayoría de los casos de su estadística, se haya tratado de verdaderas fiebres palustres.

Sin haber visto una sola vez los flagelos y con tan solo las otras formas del parásito, hemos diagnosticado la existencia del *chucho* y tenido la satisfacción de que siempre el tratamiento específico, confirmó las conclusiones del microscopio.

Nuestra conducta ó modo de raciocinar en estos casos es la siguiente: Si en la sangre de una persona que suponemos palúdica falta el hematozoario, no aseveramos por ese hecho que la infección no exista; pero si conseguimos ver cualquiera de sus formas, procedemos á aconsejar el tratamiento específico por no dudar de que se estudia una sangre palustre. Los exámenes positivos confirman el diagnóstico del clínico, pero las negativas son insuficientes para rechazarlo.

¿Las cuatro formas del hematozoario palustre se presentan aisladamente y predomina alguna de ellas?

La respuesta es afirmativa. Ya se acaba de evidenciar por el cuadro estadístico que precede, la superioridad de casos en que el exámen microscópico permite descubrir tan solo una de sus formas.

Sobre 115 palúdicos, hemos visto una sola forma, la más común en todos los paises, 67 veces, y esta misma, es decir los *cuerpos esféricos*, asociados á las *medias lunas* y *cuerpos segmentados*, tan solo en 15 easos.

Queda pues reconocida á favor de los *cuerpos esféricos* una verdadera superioridad de predominio. En el 69,56 % de los exámenes de *chuchentos*, se los descubre, mientras que las otras formas tan solo suman proporciones ínfimas: un 20 %.

Con verdad puede asegurarse que los *cuerpos esféricos* se hallarán en casi toda sangre que contenga *hematozoarios*, cualquiera que sea su forma. A las *medias lunas, cuerpos segmentados* y *flagelos* salvo rarísimas excepciones acompañan las *masas hialinas*. Rara vez aparecen aquellos aisladamente, al paso que los *cuerpos esféricos* en la inmensa mayoria de los casos se presentan solos.

§ XIV

Existe alguna correlación entre la forma del hematozoario y el tipo clínico de la pirexia que origina?

Este es uno de esos problemas de oportunidad y trascendencia científica que preocupa á numerosos autores, sin que hasta hoy hayan podido resolverlo satisfactoriamente.

Por nuestra parte no tenemos dificultad en declararnos partidarios de la unidad del paludismo, pues creemos que las diversas manifestaciones clínicas, así como las lesiones anátomo-patológicas se explican y armonizan mejor reconociendo un solo agente específico, antes que aceptando diversas especies, encargadas cada una de servir de explicación á pequeñas diferencias sintomatológicas.

Los resultados estadísticos á que llegan algunos autores, con relación al predominio ó mayor frecuencia de alguna de las formas del *hematozoario palustre* en ciertos tipos clínicos de la fiebre ni los que personalmente tenemos recojidos hasta ahora, pueden llevar al espíritu menos exijente la convicción de que las tercianas, cuartanas y fiebres de tipos irregulares, tengan cada una su parásito especial.

Teóricamente atrae y seduce toda doctrina que crea para cada fenómeno sintomático una causa especial y distinta, pero la experimentación que en sus resultados no la confirma, le priva del mejor fundamento.

Golgi y Pietro Canalis han creido poder referir las tercianas, cuartanas y fiebres irregulares á otros tantos *hematozoarios* distintos.

Para ellos, y no obstante su gran semejanza morfológica, son dos especies diferentes de *hematozoarios* las que determinan las tercianas y las cuartanas. El caracter distintivo de más importancia que indican, es el que se desprende del modo de segmentación. Mientras los *hematozoarios* permanecen bajo la forma de *cuerpos esféricos* con ó sin granulaciones pigmentosas, no hay diferenciación posible, pero al principiar la segmentación de los mismos, el número de pequeñas masas hialinas en que cada *cuerpo esférico* se fracciona, sería casi dos veces mayor en la terciana que en la cuartana.

Así, contando en uno de los grabados en que Golgi representa la multiplicación de los cuerpos esféricos en la terciana y cuartana, encontramos para la primera 19 segmentos, y tan solo 8 para la segunda.

Por razones de analogia habría derecho á pensar que en las fiebres de tipo cotidiano, las masas pigmentadas deberían sufrir una segmentación más crecida aún, pero como esto no sucede, encontrándose indistintamente la multiplicación numérica de la terciana y cuartana, los autores citados salvan la dificultad con una sutileza de ingenio, á falta de mejor razón, y consideran á la fiebre cotidiana no como á un tipo clínico distinto, sinó como una anomalía ó complicación de las otras formas, es decir como á una doble terciana, en que el principio del segundo acceso tendría lugar en el dia de remisión correspondiente al primero, y triple cuartana, en análoga forma.

A esta original teoría se le puede argüir, que si la fiebre cotidiana no constituye un tipo clínico á semejanza de las tercianas y cuartanas, es sin embargo la manifestación más frecuente del paludismo en los países cálidos, de donde resultaría esta curiosa conclusión, que las anomalías son más frecuentes que la regla.

Hemos hecho referencia tan solo de la segmentación de los cuerpos esféricos, como carácter distintivo entre los *hematozoarios* de la terciana y cuartana, porque es el único de alguna importancia, sin él, los otros no serían ni tomados en cuenta, pues la mayor ó menor rapidez con que ejecutan—por ejemplo—los movimientos amiboidales, los *cuerpos esféricos* de la terciana con relación á los de la cuartana, son de difícil apreciación y no llegarán á constituir para ningun observador un carácter distintivo, por si solo.

La segmentación misma no es un carácter constante. En la inmensa mayoría de los exámenes no es dado al observador descubrir los *cuerpos esféricos* en via de esporulación y en los pocos casos que hemos visto á los *cuerpos en rosa ó segmentados*, ha faltado la invariable correlación que siempre debería existir entre el número de espórulos y el tipo clínico de la fiebre.

En dos casos de tercianas bien caracterizadas he·

mos contado en algunos *cuerpos en rosa*, seis y ocho espórulos únicamente, cifras que deberian corresponder á una intermitente cuartana y no terciana, según la teoria de Golgi.

Por otra parte, ¿cómo se explicaría en la hipótesis de la pluralidad hematozoárica, el cambio frecuente del tipo clínico de la fiebre en un mismo enfermo? Es muy sabido que los accesos cotidianos, pasados algunos dias, suelen tomar el tipo tercianario, y entonces sería el caso de preguntar si una nueva infección ha introducido al organismo los parásitos de la terciana. Pero es el caso que la inversión del tipo febril es recíproco y sin que sea raro verla realizarse cuando el paciente ya ha dejado las comarcas ó focos palustres, y por lo tanto cuando una nueva infección es de todo punto imposible.

Recuerdo á este propósito el caso del Sr. Andrés Selva, profesor normal y persona joven, nacida y criada en Tucumán, donde tuvo el primer ataque de *chucho* el dia 2 de Marzo del 92 que siguió repitiéndose dia de por medio hasta el 7 del mismo mes, fecha en que resolvió abandonar aquella ciudad y dirigirse á Buenos Aires.

En todo ese tiempo no tomó ni un centígramo de quinina, y el dia que lo vimos, 11 de Marzo, los accesos ya habian cambiado de tipo tomando la forma cotidiana. Los paroxismos duraban de 2 $\frac{1}{2}$ de la tarde hasta las 9 p. m., es decir, 6 horas y media, sucediéndose los tres períodos clásicos de la fiebre con admirable regularidad.

El exámen microscópico de la sangre practicado

repetidas veces, no reveló un solo *cuerpo segmentado* y si abundantes *masas hialinas* con pigmento.

En casos como el referido, jamás podia darse como explicación, del cambio de una terciana en cotidiana, el hecho improbable aun en las mismas regiones palúdicas, de una nueva infección.

Sería más lógico y verosímil suponer que en toda infección palustre existen los diversos *hematozoarios*, y que según predominen unos ú otros, cambiará el tipo de la fiebre. Pero los hechos se encargan de destruir todas estas concepciones más ó menos racionales; el exámen demuestra á cada paso que los *cuerpos esféricos* predominan siempre cuando se les vé acompañando las otras formas del hematozoario, y que al cambio de tipo febril no corresponde el de las formas de los parásitos.

Finalmente hay una experiencia practicada por varios observadores y repetida por nosotros, que en nada favorece á la teoría sobre la pluralidad de los parásitos, y que por el contrario marcha acorde con las revelaciones del exámen microscópico.

Cada vez que se extrae sangre venosa de un *chuchento*, y se inyecta en la vena mediana media por ejemplo, del brazo de otro sujeto sano, se debería trasmitir la enfermedad con su mismo tipo clínico, y sin embargo en muchos casos pasa todo lo contrario.

Así se ha visto que las inyecciones de sangre de cuartanas ha dado lugar á una fiebre contínua, y nosotros mismos hemos tenido en uno de los inoculados la aparición de accesos cotidianos consecutivos á la inyección de sangre de un tercianario que tenía medias lunas. (Véase la historia del caso número 26).

Se trasmite pues, la enfermedad, mas no el tipo de la pirexia. La semilla prende, pero cada organismo reacciona á su manera.

Para Golgi y Pietro Canalis, existiría un otro hematozoario, más fácil de distinguir, las *medias lunas*, y que serían los causantes de las fiebres irregulares.

Varios observadores italianos participan de este modo de pensar; Giardini, Terni, y sobre todo Grassi y Feletti aceptan la última clasificación.

Feletti y Grassi solamente admiten dos variedades de *hematozoarios*, al rededor de las cuales clasifican todas las manifestaciones del paludismo.

1º Los parásitos que determinan las fiebres regulares—cotidianas, tercianas, etc.—que llaman *Hemamiba* y que son los que dejamos descritos bajo el nombre de *cuerpos esféricos*.

2º Los parásitos de las fiebres irregulares, caracterizados, por los *cuerpos en crecientes* y que denominan *Laverania*.

Esta clasificación por su mayor sencillez, levanta menos resistencias, es más natural, si se quiere, pero tropieza igualmente con argumentos ilevantables.

Es verdad que en la mayoria de los casos de intermitentes cotidianas, tercianas y cuartanas, descubren los observadores en general una respetable proporción de *cuerpos esféricos*; pero ninguno de ellos se permitiría aseverar que siempre faltan las *medias lunas*, como tendría que suceder á estar á las palabras de Grassi cuando refiere que siempre ha visto corresponder á un tipo dado de fiebre una misma variedad de parásitos.

Semejante afirmación no ha sido corroborada por otros observadores europeos ni nuestra práctica personal, quizás por ser limitada, nos permite aceptarla.

Ya dijimos anteriormente que era frecuente en los países cálidos ver cambiar de tipo á las fiebres palustres, lo que demuestra no ser tan fácil la clasificación de estas pirexias en regulares é irregulares, puesto que á las primeras pueden seguir las segundas en un mismo individuo y recíprocamente.

Por otra parte los *cuerpos en creciente*—que sin duda alguna son muy característicos por la originalidad de su forma—tendrían un valor real y que justificaría aquella clasificación si constantemente se hubieran descubierto en las fiebres irregulares y no se vieran con alguna frecuencia en los tipos llamados regulares. (Véase las historias clínicas que publicamos más adelante). Laveran y muchos otros, refieren historias clínicas donde se evidencia, que fiebres regulares de primera invasión, eran determinadas por *cuerpos esféricos, medias lunas y flagelos.* (Traité des fievres palustres, p. 255, obs. 23).

Como se ve, la teoría de la pluralidad hematozoárica es muy difícil de ser sostenida, y obliga á sus defensores á explicar hechos con teorías más ó menos hipotéticas que aglomeran unas sobre otras.

El resultado de investigaciones propias, y ya que se trata de averiguar la mucha ó poca correlación que pueda existir entre el tipo febril y la forma del parásito, nos lleva á la aceptación de las dos reglas generales apuntadas por Laveran en su último trabajo sobre el Hematozoario del Paludismo, y que dicen asi:

«1º A menudo no se encuentra en la sangre de los enfermos de fiebres palustres de primera invasión (contínuas ó cotidianas) sinó los elementos designados en mis primeras publicaciones bajo la denominación de cuerpos núm. 2 y en las ulteriores por el de cuerpos esféricos; y algunas veces todos los parásitos observados en estas fiebres, pertenecen al primer grado de desenvolvimiento de estos elementos (cuerpos esféricos de muy pequeño volúmen) no pigmentados ó tan solo encerrando uno ó dos gránulos de pigmento».

«2º Los cuerpos en creciente se observan con mayor frecuencia en la sangre de los enfermos atacados de recaídas de fiebre ó de caquexia palustre».

Estas dos reglas que confirma la experiencia diaria y que se armonizan sin violencia alguna con la teoria evolutiva de los *hematozoarios*, no autorizan la creación de especies parasitarias distintas que correspondan á tipos determinados de la infección palustre.

Es natural y lógico que en toda fiebre de primera invasión, sea cual fuera su ciclo térmico, la forma del *hematozoario* que debe necesariamente predominar, es la juvenil ó sea la de los *cuerpos esféricos* en via de crecimiento, con ó sin granulaciones de

pigmento, como es no menos natural que necesitan-
do los parásitos del *chucho*—á semejanza de todos
los seres vivos—tiempo para crecer, se vean con mayor frecuencia las formas adultas, es decir, *medias
lunas* y *cuerpos esféricos* con coronas pigmentarias,
en los enfermos que desde tiempo atrás sufren la
infección; fiebres de recidiva y caquexias palúdicas.

De que en el paludismo crónico se descubra con
alguna mayor frecuencia las *medias lunas,* que en
las fiebres de primera invasión, no se puede concluir
que los *cuerpos en creciente* y los *esféricos* sean especies distintas de *hematozoarios,* pues si asi fuera
cada vez que se inyecta sangre de palúdicos crónicos debería trasmitirse la misma forma clínica y
hematozoárica, y no dar lugar, como algunas veces
sucede, á fiebres agudas de tipos regulares cotidianos
ó tercianos donde predominan los *cuerpos esféricos*
que vemos á cada paso en las infecciones primitivas.

La doctrina de la unidad del paludismo nos atrae
y convence, por cuanto vemos hermanarse en ella
á la clínica con la anatomía patológica y hasta la
terapéutica misma.

La anemia, hiperesplenia y melanemia son constantes en todas las manifestaciones palustres, y el
tratamiento por las sales de quinina les es aplicable
por igual.

La diversidad de tipos clínicos, es más fácil explicarse por las alteraciones de la sangre por la idiosincracia individual ó si se quiere por la mayor ó menor irritabilidad de los centros nerviosos de cada
sujeto bajo la acción de los parásitos, antes que en-

golfarse en teorías que vanamente procuran dar á cada manifestación febril un *hematozoario* distinto.

El hecho de que estos parásitos se presenten bajo múltiples formas no debe sorprendernos, pues el polimorfismo constituye la regla en la vida de los *esporozoarios*.

¿Diria alguien que los esporos, los corpúsculos falciformes y las amibas en que sucesivamente se transforma la *Eimeria falciformis* hasta volver á enquistarse en las células epiteliales del intestino de las ratas, son distintas especies de parásitos? No encontramos la misma série de mutaciones morfológicas en la evolución del *Coccidium oviforme?* y en el *Coccidium perforans*, que Rivolta ha descubierto en las materias fecales de algunos niños y en un hombre atacado de fiebre intermitente?

¿Qué dificultad existe pues en aceptar, que las varias formas conocidas del *hematozoario palustre*, no sean sinó diferentes estados en el desarrollo y evolución de un mismo parásito perteneciente á la clase de los esporozoarios?

Hablando sobre este mismo tema refiere el Dr. Laveran, haber tenido ocasión de examinar á indicación de Metchnikoff en el Instituto Pasteur, los parásitos del *Apus* (1) que viven fijados á los bronquios y que durante su evolución cambian de forma, pasando de cuerpos amiboideos á la forma de medias lunas.

M. Metchnikoff suponía que algo parecido debia pasar con los hematozoarios del paludismo.

(1) *Apus*—Género de crustáceos *Phylópodos.*

Mientras no se demuestre de un modo concluyenteque al trasmitirse la malaria por inyecciones sanguíneas, se trasmite también el tipo clínico de la enfermedad, seguiremos creyendo en la unidad patogénica del paludismo.

CAPITULO II

—

§ I

Los elementos alterados de la sangre pueden tomarse y confundirse con los verdaderos hematozoarios?

Son en verdad muy variadas y caprichosas las formas que toman los hematíes, cuando se alteran bajo la acción del calor ó de los reactivos químicos; pero la confusión con los parásitos del chucho, tan solo pueden sufrirla quienes tengan muy poca práctica en investigaciones de esta naturaleza.

Las formas de los *hematozoarios* son demasiado características para que sea posible la confusión con cualesquiera otra clase de elementos normales ó anormales contenidos en el líquido sanguíneo.

Tan solo hacemos una excepción, pues al principio de nuestras investigaciones y cuando teníamos que vencer algunas dificultades, hijas de la poca práctica; nos ha sucedido ver algunos preparados de sangre desecada, antes y después de teñidos, con un crecido número de glóbulos rojos completamente perforados por una especie de saca-bocado, conservando sus bordes regulares exactamente como se presentan los hematíes cuando llevan un *cuerpo esférico* no pigmentado.

No obstante la posibilidad de la confusión en dichos exámenes, no caimos en el error, pues desde luego llamaba la atención el que no hubiera casi glóbulo rojo sin los pretendidos parásitos, y sobre todo el no verse en ninguno de ellos un solo gránulo de pigmento. En otras laminillas preparadas con la misma sangre, no había nada semejante, razones por las cuales pensamos que se trataba únicamente de un raro defecto de preparación.

Si los hematíes deformados hubieran sido reducidos en su número, la confusión con el primer período de desenvolvimiento de los *cuerpos esféricos* habría sido también segura, pues el parásito en esas circunstancias aún no suele tener granulaciones pigmentarias.

Posteriormente hemos visto que Maragliano ha observado idénticas deformaciones bajo la acción del calórico y de ciertos reactivos, observaciones que lo llevaron muy lejos, pues pensó que los cuerpos esféricos ó plasmodias, de que tanto se había hablado, no eran más que deformidades hemáticas.

Más tarde, este mismo autor ha reconocido la existencia de los cuerpos esféricos, pero insistiendo en las posibilidades de equivocación, cuando tan solo se los vé en el primer período.

Este peligro de confusión que realmente existe para las preparaciones desecadas y teñidas, desaparece siempre que se examina la sangre al estado fresco y antes que los glóbulos rojos hayan tenido tiempo de sufrir deformaciones.

En los exámenes de sangre fresca, nunca hemos visto deformaciones globulares que establezcan puntos de semejanza con los hematozoarios, pero si se nos presentara un campo visual con numerosos glóbulos rojos alterados y no descubriéramos en la preparación á las *masas hialinas* pigmentadas, estaríamos por la falta de parásitos, suponiendo que las perforaciones hemáticas sean simples fenómenos de destrucción. Examinando nueva sangre desaparecería la duda.

En los preparados de sangre desecada, tampoco hemos visto que las materias colorantes se depositen en los espacios vacíos que se producen dentro de los hematies al deformarse, lo que constituye otro carácter distintivo de importancia.

Con las otras formas siempre características del *hematozoario,* negamos las posibilidades de confusión en ninguna clase de exámen. Ni el calor ni los reactivos químicos darán á un glóbulo rojo la forma de una media luna con un núcleo de granulaciones pigmentosas en el centro de su concavidad, y mucho menos la de un filamento móvil, que como su nombre lo indica y los que los han visto aseveran, tienen movimientos propios tan rápidos y activos, que jamás pueden confundirse con los lentos que determina la evaporación.

Algunas veces hemos observado una rara deformación de los hematíes, consistente en la división de su protoplasma en una serie de pequeñas masas esféricas que les dan el aspecto de estrellitas unas veces, y de una flor microscópica otras, haciendo recordar inmediatamente los *cuerpos en rosa ó segmentados*. La distinción es sin embargo fácil, recordando que á estos nunca les falta en el centro un buen número de puntos negros—representantes de los estambres de la flor—y que los otros siempre carecen de ellos.

No haremos sino referencias de las experiencias de Talamón que hacía sufrir á los glóbulos rojos varias deformaciones, colocando los preparados de sangre fresca á 8 ó 10 centímetros del fuego, y de los estudios de A. Edingtón que lo han llevado á descubrir en la sangre normal nuevos elementos que ha denominado *albocystos* (y que serían pequeñas masas esféricas transparentes destinadas á convertirse, después de cambiar de forma, en glóbulos rojos) porque las posibilidades de confusión y error con los *hematozoarios* verdaderos son remotas y hasta imposibles para un observador algo minucioso y práctico.

Reasumiendo, diremos que la única forma del *hematozoario palustre*, susceptible, en algunos casos, de confundirse con los elementos alterados de la sangre, es la de los cuerpos esféricos y esto tan solo en su primer período de evolución, es decir, antes que contenga granulaciones de pigmento.

———

§ II

Qué sitio les corresponde á los hematozoarios del paludismo en la clasificación zoológica actual?

Que el *hematozoario palustre* es uno de los seres inferiores pertenecientes al gran *tipo* de los *protozoarios*, nadie lo duda; pero cuando se trata de colocarlo en la *clase* que le corresponde, principian las disidencias.

Para algunos autores, los *hematozoarios del paludismo* deberían clasificarse como pertenecientes á la *clase* de los *rizópodos* y para otros á la de los *esporozoarios*, sin que falten algunos como Antoliseo que les fijan un sitio inmediato á los *monadinas*.

Para nosotros existe en el ciclo evolutivo del parásito que estudiamos un carácter dominante que indica, como la brújula al marino, el camino á seguir para el zoólogo. Sin contar ó tomar en gran valer las analogías morfológicas, se observa en las primeras faces del crecimiento de los hematozoarios un carácter constante y de interés capital, tal es el de su vida parasitaria dentro de células orgánicas, como los hematíes.

Vemos á las pequeñas *masas hialinas*, aun sin granulaciones, adherirse á los glóbulos rojos y continuar creciendo á expensas de los mismos, hasta llenarse de corpúsculos pigmentosos y destruir por completo al hematíe. Libres de esta manera, los *cuerpos esféricos* flotan en el suero sanguíneo hasta que llega el momento de su multiplicación por segmentación endógena, para repetir nuevamente el mismo camino.

¿Observamos algo semejante en la *clase* de *los rizópodos?* no por cierto, pero en cambio tenemos un buen número de especies con evoluciones análogas ó por lo menos bastante semejantes, en la *clase* de los *esporozoarios*.

Esta denominación de *esporozoarios* dada por Leuckart el año 1879, se funda en el modo general de reproducirse que tienen los pequeños seres comprendidos en esa *clase* y que es una reproducción asexual por esporos, navicelas ó sorospermios, que hace recordar á la reproducción de los vegetales inferiores.

No es posible desconocer el grado de analogía existente entre esta reproducción general por esporos, con la de los *hematozoarios* cuando los *cuerpos esféricos* se segmentan tomando la *forma de rosa* para dejar más tarde en libertad esas pequeñísimas *masas hialinas* de 1 á 2 μ. y que no son más que simples embriones de nuevos seres.

Los *gregarinos* y los *sorospermios* sobre todo, organismos parásitos, tan bien estudiados por A.

Schneider, Balbiani y de Bütschli ofrecen ejemplos de reproducción esporular.

El profesor Balbiani ha dividido posteriormente la *clase* de los *esporozoarios* en cinco órdenes: 1º los *Gregaríneos;* 2º los *Coccídeos;* 3º los *Sarcosporídeos;* 4º los *Myxosporídeos* y 5º los *Microsporídeos*. Todos estos órdenes comprenden un número variable de especies parásitas. Los *gregaríneos* y los *microsporídeos* son parásitos de los invertebrados, insectos, lombriz de tierra, etc.; los *myxosporídeos* de los peces, y los *sarcosporídeos* y *coccídeos* de los vertebrados superiores.

A este último *orden* deseábamos llegar para hacer resaltar las analogías de su polimorfismo y vida parasitaria con la de los *hematozoarios*.

Según A. Schneider la mayor parte de los *coccídeos* ó *sorospermios*, viven parasitariamente en el interior de células epiteliales de varios animales domésticos, especialmente roedores y hasta en el hombre mismo.

¿Quién no ve en el enquistamiento, dentro de las células epiteliales, de la *Eimeria falciformis,* del *Coccidium oviforme*, del *perforans* y del Rivolta hasta la destrucción completa y ruptura de la célula, un fenómeno embriogénico análogo al que diariamente se observa en los *hematozoarios* con relación á los glóbulos rojos? Y puede haber mayor semejanza en el polimorfismo de unos y otros? La formación de los esporos en los *coccídeos* recuerda involuntariamente á los *cuerpos* en *rosa ó segmentados,* y hasta los *corpúsculos falciformis* tienen algún parecido morfológico con las *medias lunas*.

Por estas consideraciones que no queremos exten der más, hacemos nuestras las ideas de Metchnikoff en cuanto coloca al *hematozoario del paludismo* en el *orden* de los *coccídeos*.

§ III

Se encuentran algunos otros parásitos análogos en la serie animal?

A más de los referidos anteriormente, se ha descubierto en el intestino de la salamandra una especie de coccídeo muy parecido á la *Eimeria falciformis*. (A. Schneider) y que ha recibido el nombre *Karyophagus salamandræ*.

Como ella, se enquista en las células epiteliales que tapizan el intestino, allí crece, se llena de granulaciones, y rompiendo su envoltura celular, flota libremente en los líquidos digestivos. Su masa granulosa no tarda en segmentarse y en dar origen á los corpúsculos falciformes, especie de cuerpos en creciente.

Libres y dotados de movimientos, los cuerpos en creciente pierden rápidamente su concavidad para tomar la forma de amiba y enquistarse nuevamente en otra célula.

Pero dejando estos parásitos que si bien viven en células, no son éstas, células sanguíneas como las de los *hematozoarios*, nos vamos á ocupar de algunas otras especies que son verdaderamente hematozoáricas y que se encuentran en las aves, reptiles y mamíferos.

Laveran, á la par de otros observadores ha reconocido la existencia de hematozoarios en la sangre de las aves, especialmente en la del *Garrulus,* pájaro conirrostro, perteneciente á la familia de los córvidos.

Los hematíes de forma elíptica, aparecían según el autor citado, como hinchados por el crecimiento de los *hematozoarios* que al estado adulto llevan sus coronas de pigmento como los del hombre. Los *cuerpos hialinos* que se ven flotar en el suero sanguineo parece que se incrustaran en los glóbulos rojos de las aves, para seguir las mismas fases del crecimiento que ya conocemos en los de la especie humana.

Al principio esféricos, trasparentes con ó sin granulaciones de pigmento; luego toman una forma alargada siguiendo el mayor diámetro del hematie y rechazando el núcleo hacía un lado, hasta destruir en absoluto á su huésped.

Afirma Laveran, haber visto romperse muchas veces á los elementos pigmentados y dejar escapar un crecido número de pseudo-espirilos, cortos, movibles y de difícil estudio, que hacían recordar á los filamentos móviles de la especie humana, pero sin que puedan confundirseles por esto.

En los *cuerpos esféricos* libres, que son reducidos en su proporcionalidad, obsérvanse también movimientos que hacen cambiar de sitio á los granos de pigmento que encierra su protoplasma.

Las analogías y semejanzas son grandes, como se

ve, pero no de tal naturaleza que se identifiquen á las del hombre.

Lo raro del caso es que tales *hematozoarios* no parecen determinar accidente alguno en las aves que les dan hospitalidad. El *Garrulus* de que se servía Laveran no daba muestra alguna de enfermedad y se curó espontáneamente.

Por dos veces practicó inyecciones de sangre á otros pájaros de la misma especie, sin conseguir transmitirles la enfermedad, ó mejor dicho los parásitos, puesto que no parece incomodarlos su presencia.

La tolerancia de las aves para estos microorganismos es tal, que refiere Danilewsky haber examinado más de 300 pájaros cuya sangre contenía parásitos, sin experimentar más de cuatro ó cinco pérdidas por dicha causa.

Una otra observación importante del mismo autor, consiste en haber demostrado que los pájaros muertos por los *hematozoarios,* tenian el bazo y el higado tumefactos, melanemia y anemia acentuada, es decir, trastornos anátomo-patológicos análogos á los del hombre.

Cómo explicar aquella tolerancia envidiable de las aves? Danilewsky supone que por efecto de la herencia se adquiere una especie de acomodación ó de tolerancia orgánica. Si esta hipótesis ingeniosa fuera exacta, siempre habria derecho á preguntar porqué en la especie humana no heredamos la misma adaptación, ya que como aquel distinguido autor cree, los *hematozoarios* de las aves y del hombre son los mismos, con las únicas y pequeñas diferencias que imprime la diversidad del medio en que se desenvuelven y actúan.

Haciendo acto de justicia, reconocemos que Danilewsky es quien mejor ha estudiado los *hematozoarios* en las aves y también entre los reptiles y algunos roedores.

En los Anales del Instituto Pasteur, correspondientes al mes de Diciembre de 1890, ha publicado un trabajo importante que le ha servido para dar mayor fundamento á su teoría de unidad hematozoárica entre la sangre del hombre y la de las aves.

Dice haber descubierto los *cuerpos en rosa ó segmentados* de todo punto idénticos á los del hombre. *Masas hialinas* endoglobulares que por segmentación daban origen á la formación de ocho ó veinte esporos, los que por la ruptura de la membrana envolvente quedaban en libertad flotando en el suero sanguineo.

A diferencia de las otras formas de estos hematozoarios de las aves, los *cuerpos segmentados* producen serios trastornos funcionales, traducidos por la pérdida del apetito, enflaquecimiento, hipertermia de 1° á 1° ¹/₄, algunas veces, aunque raras, convulsiones. Lo común es que los sintomas indicados disminuyan progresivamente y que los animales se curen en el transcurso de cinco ó seis dias, sin que por esto dejen de verse algunos casos de terminación por la muerte.

Con anterioridad á estos últimos trabajos que han llevado á Danilewsky á concluir opinando que los hematozoarios encontrados en el hombre, son los mismos descubiertos por él en las aves, ya habia realizado una serie de estudios con la sangre de muchas especies de pájaros, que lo llevaron á reconocer diferentes fases ó formas en el desenvolvimiento de un mismo parásito polimorfo y que denominó: *pseudovermicules, citozoa ó pseudovacuolos, polimitus sanguinis avium y pseudospirilles.*

Los *pseudovermícules* tendrían según él de 14 á 17 μ de longitud; forma alargada y bastante movibles, con una coloración algo gris y llevando en lugar de granulaciones pigmentarias un núcleo en su centro.

Los *cytozoa* ó *pseudovacuolos* tienen bastante semejanza con los cuerpos *esféricos* de los palúdicos. Constituidos por pequeñas masas trasparentes de 2 á 4 μ de diámetro que se adhieren á los glóbulos rojos, y llevan un número variable de granos de pigmento.

Como en los palúdicos, puede verse uno ó varios dentro de un solo glóbulo rojo, y al máximun de crecimiento igualan á los hematíes. Finalmente se observa en los granos pigmentosos—residuos de los hematies destruidos por los *cytozoas* – movimientos bastantes vivos.

Bajo la denominación de *polimitus*, designa el autor á unas masas esféricas desenvueltas en el interior de los glóbulos rojos, como la forma anterior, pero con la diferencia capital de encerrar á más del pigmento ordinario, un cierto número de flagelos que les imprimen movimientos y las deforman hasta que llega un momento en que rompen la cápsula y salen al suero sanguíneo animados de rápidos movimientos.

Esta eclosión flagelar, nos hace recordar las observaciones de Laveran sobre el orígen de los *filamentos móviles* cuando los hace nacer del interior de algunos *cuerpos esféricos*.

Los *polimitus sanguinis avium* miden de 6 á 15 μ de diámetro. Los flagelos en su mayor parte abandonan al *polimitus*, pero algunos quedan fijos por uno de sus extremos, siendo entónces fácil apreciar la pequeña dilatación ó abultamiento por que termina la punta libre.

Estos flagelos son los que han recibido el nombre de *pseudospirilles;* finos trasparentes y largos con un abultamiento terminal, y dotados de movimientos rápidos, tienen gran parecido con los *flagelos del chucho*.

Los *polimitus* han sido vistos por Danilewsky en el *Garrulus*, en el *Lanius excubitor*, pájaro perteneciente á la familia de los túrdidos, y en varios *Strígidos* lechuzas.

. En estas mismas aves ha descubierto también otro parásito semejante al visto en la rata y el hamster, dos especies de roedores, y al cual ha dado el nombre de *trypanosoma*.

Estudiando la sangre de las ranas, lagartos y tortugas ha sido no menos feliz. Los hematozoarios de estos animales de sangre fría ofrecen el curioso ejemplo de no llevar granulaciones de pigmento.

Finalmente para terminar con esta breve reseña de los estudios de Danilewsky, referiremos que ha encontrado en la sangre de varias lechuzas, *hematozoarios* que en vez de vivir á expensas de los glóbulos rojos, se adhieren á los leucocitos, por lo que les puso el nombre de *leucocytozoarios*.

Los *leucocytozoarios* abundan más en la médula de los huesos; probablemente muchos de estos sucumben en la lucha fagocitaria de la célula sanguinea pero otros triunfan y se multiplican, creyéndose que esta rara forma no es sinó un período de estadío en el desenvolvimiento del *polimitus avium*.

Las investigaciones para descubrir los *hematozoarios* en la sangre de las aves, han sido también objeto de estudios especiales por parte de Grassi y Feletti. Las especies elejidas por ellos, han sido, el *passer domestica*, pájaro conirrostro, familia de los fringílidos, y las palomas, *columbas*, aves tomadas en las regiones palustres de la Sicilia.

Como resultado de sus investigaciones han llegado á distinguir dos formas en los hematozoarios de las aves; la de las *medias lunas*, muy parecidas á las de la sangre palustre del hombre y la forma de *amiba*, no menos semejante á los *cuerpos esféricos* de los *chuchentos*. Para esta última forma proponen la denominación de *hemamibas*. (1)

Con repetida frecuencia han encontrado las dos formas conjuntamente en un mismo buho, sin embargo de lo cual, para Grassi y Feletti no queria decir esto que las *medias lunas* y las *hemanibas* fueran el mismo parásito.

Concluiremos con lo que á los *hematozoarios* de otros animales se refiere, haciendo constar que por distin-

(1) Comunicación á la Academia de Ciencias Naturales de Catane 23 de Marzo de 1890.

tos observadores se han visto varias clases de he
matozoarios en la sangre de la *Lacerta viridis*, *Rana
esculenta*, en varias especies de pescados, en las ratas de India por Lewis quien dice haber encóntrado
un parásito polimorfo que tan pronto tenía la forma
de un cuerpo esférico, como la de media luna ó el
aspecto de un flagelo, y finalmente en varios équidos
caballo, mulo, y en los camellos, cuya sangre alber-
gaba, según Evans, hematozoarios en forma de espirilos y que han recibido en la actualidad el cali-
ficativo de *espirillum recurrentis* y de *Spirochœta Evansii*.
Estos espirilos dan orígen á una fiebre remitente
conocida en las Indias bajo el nombre de *Surra*.

Aunque no tenemos experiencia personal sobre
materia tan interesante, nos hemos detenido un momento sobre estos estudios de parasitismo compa-
rado, por cuanto ellos constituyen una base inconmovible á favor de la patogenia del paludismo; demuestra que los *hematozoarios* existen no solo en el
hombre, sino en numerosos y distintos vertebrados
y lo que es de mayor importancia aún, que las alteraciones anátomo-patológicas guardan estrecha correlación en las diferentes especies animales, y que
producen, en muchos de ellos, estados febriles bien
caracterizados.

§ IV

Los hematozoarios son la verdadera causa patogénica del chucho

Hoy en día pocos serán los espíritus que aun fluc-
túen en reconocer á los parásitos ya descritos, como
la única y verdadera causa determinante de las
múltiples manifestaciones del impaludismo.

La etiología de esta enfermedad clasificada antes
entre las infecciosas, ha realizado un progreso positivo. Ya sabemos tras largos estudios y devanéos,
que no es la mala clase de aire, ni la acción del
sereno ó rocio, ni los alimentos poco digestivos, lo
que origina el paludismo, sino pequeños seres de
la clase de los *esporozoarios* que, introducidos por
el agua de consumo y quizás alguna vez por el aire
ambiente, van á la sangre donde al desarrollarse y
destruir los hematíes, determinan las alteraciones
orgánicas y trastornos funcionales que caracterizan
la enfermedad.

Antes de que se descubrieran los *hematozoarios
palustres*, ya se sabía que los atacados por la malaria sufrían de melanemia, sin que pudiera encontrarse la clave del porqué faltaba dicho síntoma en
los demás padecimientos febriles. Ahora sabemos
que los *hematozoarios* con sus gránulos de pigmento determinan la melanemia, estableciendo una estrecha correlación de causa á efecto, correlación
que se estiende hasta para con el mayor ó menor

grado de alteración de cada órgano. Así el bazo é
higado vísceras más comunmente atacadas son tambien las de mayor pigmentación.

Los *hematozoarios* han sido encontrados por diferentes observadores en todos los continentes donde
exite el paludismo y no se le vé en otros padecimientos ni en la sangre de personas sanas. En Europa, Asia, Africa y ultimamente en América (Méjico, Brasil y nosotros en la Argentina) se ha reconocido el mismo parásito en la sangre de los *chuchentos.*

Una prueba importante á favor de la patogenia
hematozoárica del paludismo, es la que nos ofrece
el tratamiento por las sales de quinina. Siempre
que la sangre contiene parásitos la reacción febril
existe, pero al administrarse la quinina los *hematozoarios* desaparecen y conjuntamente la hipertermia
y de más síntomas: *sublata causa tollitur efectus.*

Con razón ha dicho Laveran que la presencia de
uno solo de los hematozoarios descritos es patognomónico de la enfermedad y basta para diagnosti-
car el paludismo con tanta precisión como nos permite concluir un solo equinococo diagnosticando un
quiste hidatídico.

Pero si aún quedase alguna duda sobre el particular, creemos que las experiencias, de que pasamos
á ocuparnos en seguida, sobre trasmisión directa de
la enfermedad de hombre á hombre por medio de
inyecciones intra-venosas, bastarán para disiparla,
dejando á los *hematozoarios* como á únicos respon-
sables de tantos males.

§ V

Trasmisión del chucho por inyecciones intravenosas de sangre palustre

Si el paludismo no es contagioso como la fiebre amarilla, cólera etc., puesto que se puede hacer vida común con los enfermos sin adquirir la afección, es sin embargo trasmisible cuando se reunen las condiciones apropiadas. Sucede lo que con varios otros parásitos tales como los filarídeos; se puede impunemente permanecer al lado de un sugeto que sufra de triquinosis ó filariosis sin peligro alguno de contaminación, pero estas enfermedades como el paludismo son trasmisibles siempre que se llenen las condiciones de medio que reclama cada especie parasitaria en sus evoluciones.

Por nuestra parte hemos limitado á dos el número de las experiencias destinadas á probar la trasmisibilidad del chucho de un hombre á otro, y como se verá han sido bastante terminantes para no necesitar aumentarlas y permitirnos llegar á importantes conclusiones.

La primera fué practicada en el Hospital de Clínicas, servicio del Dr. Chaves, aprovechando un caso de fiebre intermitente cotidiana procedente de Chilcas, región palustre en la provincia de Salta, y en cuya sangre reconocíamos diariamente un crecido número de *cuerpos esféricos* en diferente grado de evolución.

Primeramente pensamos en hacernos inyectar la sangre de este sujeto que no había tenido otro padecimiento que la viruela; pero recordando que el año anterior recorriendo las provincias habíamos adquirido el *chucho* por segunda vez, quisimos alejar este motivo de duda buscando otro candidato para la inoculación. No tuvimos que ocurrir á los enfermos crónicos para el ensayo, pues el Dr. Araoz Alfaro se ofreció espontáneamente á reemplazarnos.

Historia Clínica

Sala 8º N. 26

Diagnóstico: fiebre palúdica (cotidiana).

Ramon F. Freire, de 24 años, argentino (porteño) soltero, telegrafista.

Antecedentes hereditarios.—El padre ha muerto de una afección cardiaca. Madre de buena salud.

Antecedentes individuales.—Viruela en la primera infancia. Asegura no haber tenido enfermedad venérea alguna.

Su afección actual la contrajo en Chilcas (Prov. de Salta) el 27 de Febrero de 1892 pero residía allí desde Diciembre del año anterior. El día mencionado por la noche estuvo algo resfriado y amaneció al siguiente con lijera cefalalgia, anorexia, un poco de fiebre, y por la noche, á las 8 p. m. tuvo un escalofrio que le duró una media hora, luego fiebre, y sudores abundantísimos. La fiebre tomó tipo cotidiano y se mantuvo hasta el 8 de Abril. El enfermo ha tomado quinina irregularmente en 7 épocas distintas.

El 3 de Abril salió de Chilcas en dirección á La Plata y desde esa fecha hasta el 20 de Abril la fiebre toma el tipo terciario. Entonces se viene á Buenos Aires y la fiebre vuelve á hacerse cotidiana.

El enfermo ha tomado vino de quina y tónicos (aceite de hígado de bacalao). Se ha adelgazado muchísimo.

Entra al hospital el 29 de Mayo y ese mismo día tiene un acceso á las 2 p. m. No se tomó la temperatura.

Mayo 30 —Temperatura, noche 39º3; mañana 36º6.

El enfermo se halla en un estado de nutrición relativamente bueno, tinte ligeramente bronceado, lengua saburral. Torax bien conformado, el hipocondrio izquierdo parece un poco saliente.

Palpando el abdómen se siente perfectamente el bazo que sobre pasa 1 cent. más ó menos el reborde costal. Percutiendo se comprueba que la macidez avanza por dentro de la línea mamelonar izquierda.

El hígado está también un poco aumentado de volúmen.

Los otros órganos no tienen nada de particular. Las funciones digestivas perfectamente.

La marcha de la temperatura y el tratamiento seguido se indica en el cuadro térmico que va más adelante.

Prescripción—Régimen lácteo vino y observación.

Mayo 31—A las 3 p. m. sufre un segundo escalofrío más marcado que el anterior y seguido igualmente de fiebre y sudores. No ha notado ayer ni hoy en las horas que preceden el acceso ningún fenómeno digno de llamar la atención. El enfermo reclama siempre alimento. Hematozoarios en la sangre.

Junio 1—A las 4 p. m. nuevo acceso; menos *hipertermia*, abundancia de *cuerpos esféricos* pigmentados.

Junio 2—Acceso muy intenso. La temperatura llega á un máximun de (40°.9) á las 5 p. m. Se hace una punción del bazo, previa extracción de un gramo de sangre de la vena mediana media con una jeringa de Pravast. En la sangre del bazo descubríase crecido número de hematozoarios pero no vimos ni un solo filamento movil.

Junio 3—Acceso muy débil. El máximum de la temp. (40°.4) llega á la 1 p. m.

Junio 4—A las 10 a. m. se inyecta en el tejido celular subcutáneo 0.50 gr. de bicloruro de quinina y otros 0.50 gr. á las 12. Este día empieza el acceso á la 1 p. m. y llega á su máximum á las 4 p. m. (40°.5) En estas inyecciones no se siguió las instrucciones dadas; una fué muy superficial y se perdió liquido ocasionando más tarde una pequeña escara.

Junio 5—A las 8 a. m. inyección de 1 gr. de bicloruro de quinina. A las 11 a. m. 1 gr. más. Hay un marcado dolor en el sitio de la punción del bazo y ligero timpanismo; el abdomen un poco doloroso.

Zumbidos de oídos y falta absoluta de hematozoarios.

No hay ni asomos de fiebre; más bien hipotermia.

Junio 6—1 gr. á las 9 a. m. y otro á las 12. No

hay acceso, el estado del abdomen persiste. prescribe opio.

Junio 7—Los dolores abdominales han desapa cido. Se inyecta 1 gramo de bicloruro y se da o por la via gástrica.

Junio 8—Se dan 0.80 gr. de clorhidrato de nina en sellos.

Junio 9.—Se empieza á administrar diariame el vino de quina y se prescribe un buen régimen menticio. La convalescencia es franca.

Junio 19—No ha vuelto á aparecer un solo calofrío, ni un solo hematozoario.

Sale de alta curado el 23 de Junio de 1892.

RAMON F. FREIRE

Fiebre intermitente cotidiana

Mes de Mayo y Junio de 1892.

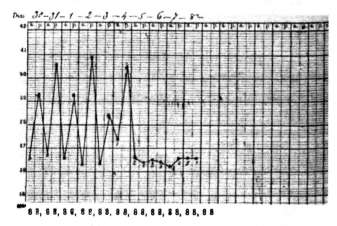

Observaciones—(1) Dos inyecciones de bicloruro de quinina de 0.50 c. a Dos inyecciones de 1 gr. c u —(3) Dos Inyecciones de 1 gr. c. u.—(4) Inye de 1 gr. y otra por la via gástrica—(5) 0.80 por la vía gástrica. vino de y buen regimen alimenticio; falta absoluta de hematozoarios; curación...

Inyección de sangre palustre

—

El día 2 de Junio de 1892 á las 5 p. m. y con el concurso del Dr. Cárlos Malbrán, procedimos á la conveniente desinfección de las flexuras de los brazos que nos debían servir para la experimentación.

A fin de dilatar un tanto las venas se ligó suavemente el brazo de uno y otro paciente. Con una jeringa de Pravast esterilizada con anterioridad y mantenida á una temperatura conveniente, se extrajo del *chuchento* Freire un gramo de sangre que inmediatamente fué inyectado en la vena mediana media del brazo izquierdo del Dr. Araoz.

La temperatura del febriciente llegaba á 40°9 y contenía, tanto en la sangre extraida de la pulpa digital como en la sacada directamente del bazo, una buena cantidad de *cuerpos esféricos* en diverso grado de crecimiento.

Hasta el 9 de Junio no se advirtió nada de extraordinario de parte del Dr. Araoz quien seguía su método de vida y trabajo que le era habitual.

El día 10 del mismo mes y hacia medio día, la aparición de escalofríos que no se habían anunciado por sintoma precursor alguno, vinieron á recordarle la inyección de sangre palustre efectuada ocho días atrás.

El período de frio se acentuó cada vez más hasta obligarlo á guardar cama y no dejarle la menor duda de lo que se trataba.

A los escalofríos, siguió el período de calor y el de sudación, terminando el acceso á las 6 ¼ p. m.

No pudimos acudir á su llamado desde el primer momento por encontrarnos fuera de casa, de manera que llegamos tan solo á tiempo de observar la abundante hiperhidrosis; sin embargo le habían visto otros médicos, y el mismo paciente, que le era conocía tan bién la naturaleza de la pirexia que para evitar nuestro pedido de esperar la repetición del acceso á fin de determinar el tipo febril, se había anticipado á nuestra llegada tomando una buena dósis de quinina que después repitió varias veces.

Al principio del paroximo habían extraido cierta cantidad de sangre en varias laminillas que se examinaron con toda atención. En la mayor parte de ellas no se descubrió nada de importancia, consiguiendo ver tan solo en dos algunos pequeños *cuerpos esfericos* libres y adheridos á los hematíes pero en reducido número.

Esta experiencia es tan concluyente como la practida más tarde en Tucumán; ella demuestra la tramisibilidad del paludismo ó *chucho* de hombre á hombre y que el período de incubación ha durado ocho dias. Lo único que en ella se puede lamentar es el no haber dejado repetir una ó dos veces más los accesos, para ver si el tipo febril se había trasmitido también, pero es preciso confesar á la vez que los tales paroximos no constituyen un plato tan agradable como para repetirlo una y dos veces.

Historia clínica

—

Antonio San Fietro; español, soltero, de 33 años de edad, peón de caleras, procedente de la estación Tala, ingresó al Hospital Mixto de Tucumán el dia 28 de Enero de 1893, atacado de fiebre intermitente de tipo tercianario y de primera invasión.

El acceso se inicia desde el 20 del corriente á las 10 a. m. con fuertes escalofríos y cefalalgia acompañada de dolores en todo el cuerpo y gran caimiento, para terminar á las 7 p. m. por abundantes sudores.

No ha tenido otros padecimientos. Se le dió un purgante de sulfato de sosa.

Dia 29, temperatura 37'6, pulso 85; lengua sucia. Bazo aumentado de volúmen y muy sensible á la percusión y palpación. A las 10 ¼ principió el acceso subiendo hasta 41°. A la 1 ¼ se inició el período de sudación y á las 4 p. m. cuando aún marcaba el termómetro 39°, practicamos el primer exámen de sangre.

Con gran satisfacción encontramos los *cuerpos esféricos* y las *medias lunas* reunidos en un caso de fiebre de primera invasión.

Dia 30, temperatura normal; á las 8 a. m. lo encontramos sudando abundantemente. Practicamos el exámen de la sangre sin resultado alguno. Ya no tenía el dolor de la región esplénica que tan pronunciado se encontraba durante el acceso.

Dia 31, á las 8 a. m. se inició el acceso por me·
dio de fuertes escalofríos; á las 9 y sin que aun hubieran desaparecido por completo, ya el termómetro
marcaba 41°7. Pulso muy pequeño y frecuente 140.

En este momento efectuamos un nuevo exámen de
sangre sin obtener resultado más favorable que la vez
primera es decir, viéndose cuerpos amiboídeos y medias lunas tan solo.

Los tres períodos se suceden con una regularidad
asombrosa.

A las 1¼ a. m. ya la temperatura principiaba á
descender, el termómetro indicaba 41°. Con las precauciones debidas se le extrajo 2 cent. cúb. de sangre para inyectarlos á otro sujeto.

Enero 1°; temperatura normal y relativa, bien estar, aumento y sensibilidad á la percusión en la región
esplénica.

Se establece el tratamiento específico con una inyección hipodérmica de 1 gr. de bicloruro de quinina por la mañana y otro por la tarde.

Enero 2; día del acceso, no hay pódromos, el enfermo se encuentra bien; pulso 75; temperatura 37°,
tiene apetito; el bazo muy sensible mide cinco traveses de dedo en el diámetro vertical. Un gramo
de bicloruro y vino de quina.

Enero 3; temperatura normal, gran ruido en los
oidos, poco apetito; el enfermo desea abandonar el
hospital. Cuarta inyección de 1 gramo de bicloruro
de quinina.

Enero 4; Temperatura normal, bienestar general,

se le hace una última inyección hipodérmica y se le dá el alta.

Los exámenes micrográficos practicados en los dias 2, 3 y 4 no revelaron la existencia de un solo hematozoario. La bondad del tratamiento hipodérmico se recomienda por sí mismo, pues el enfermo curó con tan solo cinco inyecciones de un gramo cada una.

El cuadro térmico respectivo va en seguida.

ANTONIO SAN PIETRO

(Sala San Roque Nº. 26)

Fiebre palustre de tipo tercianario, cuerpos esféricos y medias lunas

Mes de Enero y Febrero de 1893

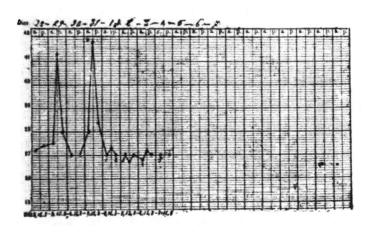

Oservaciones—* Extracción de 2 cent. cub. de sangre venosa.
(1) Inyección de 1 gramo de bicloruro de quinina y vino de quina.
(2)   id   »   »   »   »   »
(3)   id   »   »   »   »   »
(4)   id
(5)   id

Inyección de sangre palustre

--

. *Bernardo Guarco;* 22 años de edad, soltero, de buena constitución, profesión jornalero, de nacionalidad española y recién llegado á la provincia de Tucumán.

Como antecedentes morbosos, dijo haber tenido cuando chico pulmonía y viruela. Nunca tuvo nada parecido á *chucho.*

Entró al hospital el día 26 de Enero de 1893, quejándose de algunos trastornos nerviosos de orígen reflejo, inapetencia, polidipsia y de diarrea; seis cámaras líquidas por día.

Tenía las pupilas dilatadas, grandes ojeras y picazón en la nariz. Preguntado si eliminaba la lombriz de azahar, como vulgarmente llaman á los anillos de tenia, contestó afirmativamente.

El día 17 dieta láctea.

El 28 por la mañana temprano una dósis respetable de semillas de zapallo; á las 12 m. un purgante de calomel y ruibarbo que le hizo expulsar una *tænia saginata* de 9 ¼ metros de largo.

El 29 gran mejoría, nada de diarrea y algo de apetito; el enfermo se encuentra alegre. Examinada la sangre por primera vez no revela nada anormal.

Día 30; el enfermo come bien y no se queja de cosa alguna. Nuevo exámen de sangre con idéntico resultado al del día anterior.

El 31 de Enero á las 10 a. m. y después de haber lavado la región con una solución de bicloruro de mercurio, le fué inyectado con una jeringuita bien esterilizada, los dos centímetros de sangre venosa extraidos al palúdico San Pietro.

Los seis primeros días del mes de Enero no ofreció nuestro futuro enfermo nada de extraordinario, ni en la sangre se descubría parásito de ninguna clase.

El 7 de Enero reaparece el desgano para comer, hay flojedad en las piernas y caimiento general, pero falta la fiebre y los hematozoarios en la sangre examinada.

El dia 8 á la 1 p. m. principian los escalofríos, con cefalalgia occipital y dolor de cintura. Vomita lo que había almorzado á las 11 a. m. Al fin sucédense períodos de calor y sudación, bien marcados. El termómetro llega á 40° 3.

La sangre extraida en pleno acceso, no revela la presencia de los parásitos.

Dia 9; á las 8 a. m. no hay fiebre; á las 12 se inician los escalofríos con mayor violencia aún que el anterior. Fuerte dolor á la nuca y la temperatura sube á 41° 6. El acceso es más largo y fuerte que el de la víspera. La sangre extraída al iniciarse los escalofríos dejaba ver gran número de *cuerpos esféricos* en diversos grados de crecimiento.

Dia 10; repetición del mismo cuadro sintomático del anterior; las fuerzas del enfermo muy perdidas, facies de amarillo terroso y anemia bien acentuada. Se queja de dolor gravativo á la región esplénica, dolor que se agrava á la presión. Temperatura 41° 4. En la sangre numerosos *cuerpos pigmentados*, libres y adheridos á los hematíes.

Dia 11; á las 7 a. m. se le practica la primera inyección hipodérmica de bicloruro de quinina, en la espalda. A las 12 m. y sin escalofríos precursores, la temperatura se eleva á 37° 8; se hace una inyección por igual cantidad de bicloruro. Zumbidos de oidos y algo de borrachera quínica; desaparece la fiebre. Vino de quina.

Dia 12; á las 7 a. m. una inyección de 1 gr.; el enfermo se halla bien y principia á tener apetito. En la sangre ya no se encuentran los *hematozoarios*, á pesar de nuestra atención y empeño en buscarlos.

Días 13 y 14, se continúa el mismo tratamiento con una inyección de un gramo diario y el uso del vino de quina.

El 16, el enfermo que se encuentra ya con fuerzas, desea irse; se le examina la sangre por última vez, y no encontrándose nada se le dá de alta.

Curación en cinco días con cinco gramos de bicloruro de quinina por la vía hipodérmica.

No hemos creido necesario aumentar el número de estas inoculaciones hematozoáricas, pues con las cuatro observaciones que acabamos de detallar, hay bastante prueba á favor de la trasmisibilidad del *chucho* de un hombre á otro por medio de las inyecciones de sangre venosa. Ellas demuestran también que los parásitos del *chucho* cuyo cultivo no ha sido posible hasta hoy en los laboratorios ó gabinetes de experimentación, lo son y fácilmente en el laboratorio más complicado del cuerpo humano.

En estas observaciones se confirma, lo mismo que demuestran muchas otras que citaremos oportunamente, es decir, que el tipo clínico de la fiebre cambia con frecuencia en un mismo enfermo.

Que por las inyecciones de sangre venosa se trasmite el paludismo, mas no el ritmo ó periodicidad de los accesos, pues inoculando sangre de un tercianario, con *medias lunas* y *cuerpos esféricos*, se ha determinado una cotidiana con tan solo *masas pigmentosas.*

Y finalmente que el período de incubación del paludismo experimental, varía de ocho á diez días.

BERNARDO GUARCO

Fiebre Intermitente cotidiana Experimental

Inyección intravenosa de 2 centímetros cúbico, de sangre palustre.

Mes de Enero de 1893.

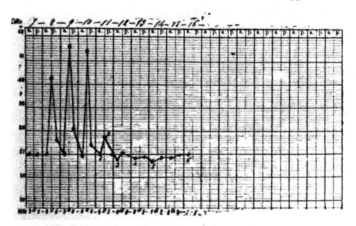

OSERVACIONES—(1) Una inyección hipodérmica de 1 gramo de bicloruro de quinina á las 7 a. m.

(2) Una inyección hipod. de 1 gr. de bicloruro á las 12 m. y vino quina.

(3) » » » » » » 7 a. m. » »

(4) » » » » » » » » »

(5) » » » » » » » » »

(6) Alta; curación completa.

§ VI

**¿Con las inyecciones de sangre palustre se tras-
mite la enfermedad y su tipo clínico? ¿Qué
tiempo dura el período de incubación en estas
experiencias?**

Responderemos separadamente á estas dos pre-
guntas.

Que la malaria se trasmite de un sujeto á otro
mediante una inyección de sangre contaminada, no
puede dudarse en la actualidad; pero si á la trasmisión de la entidad mórbida acompañaba todavía
el mismo tipo clínico de la fiebre, es decir, si podía inocularse á voluntad una terciana, cuartana,
cotidiana ó continua palustre era de gran interés bio-
lógico y patogénico, pues ella constituiría la prueba
más concluyente en pró ó en contra de las teorías de
los autores que defienden la unidad y la pluralidad
del paludismo.

Si como Grassi y Feletti pretenden, existieran especies hematozoáricas determinadas para cada una
de las manifestaciones palustres, se comprende que
al inocular sangre de un tercianario, se han trasmitido los *hematozoarios* productores de este tipo
clínico, y por lo tanto la enfermedad debe revelar-
se por accesos febriles terciarios.

Mas los hechos dicen otra cosa que se armoniza
también mejor con el hecho de observación antigua,
de que en un mismo enfermo se ve á la fiebre

cambiar de tipo, pasando de cotidiana á terciana y recíprocamente, y también de intermitente á contí-nua y vice-versa.

A estas viejas observaciones, corroboran de una manera concluyente las experiencias modernas de inoculación del paludismo, pues ellas demuestran que si bien se trasmite la enfermedad, tan solo casualmente puede suceder lo mismo con el tipo clínico.

Como ha podido verse en las dos historias que dejamos publicadas más arriba, no se consiguió trasmitir el mismo tipo en los accesos febriles, y las publicaciones de otros observadores acusan idéntico resultado.

Véase los que arroja la estadística, que va en seguida:

EXPERIENCIAS DE GUALDI Y ANTOLISEI

Casos	Sangre inyectada		Tipo obtenido
1°— De un	cuartanario,	produjo 1	contínua.
2°— » »	»	» 1	irregular.
3—° » »	tercianario	» 1	terciana al principio y cotidiana después.
4°— » »	»	» 1	cuartana al principio y luego cotidiana.
5°— » cuartanario 1ª invasión		» 1	cuartana.

NUESTRAS

1°— De un tercianario		» 1	acceso y el enfermo tomó quinina.
2°— » » » 1ª invasión		» 1	cotidiana.

Casos 7 de inyección, produjeron. Casos 7 de infección.

Desde luego se aprecia y deduce que á las inyecciones de sangre palustre sigue invariablemente la infección específica, y que en las 7 experiencias tan solo en una, en la 5ª, se ha conseguido trasmitir el mismo tipo de fiebre.

¿Qué duración tiene el período de incubación en el paludismo experimental?

El número de trasfusiones de sangre palustre hechas hasta este momento, sin ser muy numerosas, basta sin embargo para asignar un término medio á la duración del período de incubación.

Marchiafava y Celli han obtenido en dos casos un período de incubación de seis y siete días.

T. Gualdi y E. Antolisei en una serie de seis observaciones muy prolijas han obtenido un término medio que varía de 8 á 12 días descompuestas así: en 3, 10 días de incubación; en 2, 12 días y en 1 8 días.

Nosotros hemos obtenido en dos casos, ocho y diez días de incubación.

Creémos pues, que, colocándose en un justo medio, puede calcularse el período de incubación del paludismo experimental, en un promedio de 8 á 10 días, ó si se quiere hablando más numéricamente, de 9 días.

Y hablamos intencionalmente del paludismo experimental, por que no sería del todo juicioso hacer extensivas las anteriores conclusiones á la infección palustre por la vía gástrica y pulmonar.

No sabemos aún, bajo qué forma son introducidos los hematozoarios al organismo animal; pero indudablemente cuando por medio de una trasfusión sanguínea se les lleva directamente á su verdadero elemento, se activa mucho más su crecimiento y reproducción, que cuando ingeridas por el agua ó aire ambiente se ven precisados á pasar el epitelio intestinal y pulmonar, para recién llegar al torrente circulatorio.

Por inducción, pues las pruebas concluyentes son muy difíciles de obtener, se siente uno inclinado á creer que, por las múltiples causas de destrucción y resistencias á vencer que encuentran los *hematozoarios* al atravesar los epitelios, el período de incubación del *chucho* en los casos ordinarios, debe ser algo mayor que en el paludismo experimental.

En casi todos los tratadistas sobre esta materia encuéntranse observaciones sobre caravanas, simples turistas y cuerpos de tropas que después de haber atravesado localidades palustres, han caído víctimas de la endemia, unos á los 8 días y otros á los 20, 30 y aun á intérvalos mayores; todo lo cual sirve tan solo para demostrarnos que no es posible fijar un plazo determinado y absoluto.

El período de incubación en cuanto á su duración se halla probablemente en razón directa del número de parásitos absorbidos. Y como estos dos términos son tan variables, las conclusiones no pueden serlo menos y siempre se estarán refiriendo observaciones auténticas que probarán una vez más lo difícil, por no decir lo imposible, que es pretender sujetar á cálculos matemáticos, fenómenos biológicos donde la constitución individual, variable de un sujeto á otro, desempeña el rol principal.

§ VII

¿Las cuatro formas conocidas del hematozoario palustre, corresponden á cuatro especies distintas, ó se trata tan solo de varios períodos evolutivos de un parásito polimorfo?

En el capítulo anterior estudiando las correlaciones y analogías que pudieran existir entre estos *esporozoarios* y las varias formas clínicas que determinan, hemos contestado en gran parte á la pregunta que antecede.

Para nosotros faltan las pruebas experimentales y de observación para que pueda establecerse, como los partidarios de la pluralidad malárica lo desean, que las formas distintas en que se nos presenta el *hematozoario*, corresponden también á especies diversas. Antes por el contrario, las interesantes experiencias de trasfusión de sangre, han abierto un gran rumbo á la teoría de la pluralidad hematozoárica.

Aceptamos, hasta que no se demuestre lo contrario, la unidad del paludismo. Para todos, la patogenia del *chucho* es única, es decir, se acepta el agente parasitario; pero no todos están dispuestos á reconocer una sola especie animal, sino varias pertenecientes á ese mismo género. A nuestro espíritu no repugna la idea del polimorfismo palustre, antes por el contrario, perteneciendo el *hematozoario palustre* á la *clase* de los *esporozoarios*, el

polimorfismo se impone por ser la regla entre los
pequeños seres de este grupo.

¿No hemos visto en varios parásitos celulares,
como los coccidios, que las amibas cambian de forma al enquistarse en las células epiteliales, trans-
formándose luego en varias masas esféricas, y, por
último, éstas en corpúsculos falciformes, para volver
nuevamente á la forma amiboidal?

¿Qué hay pues de extraordinario y violento en suponer que las cuatro formas conocidas del esporo-
zoario palustre, sean otras tantas metamórfosis su-
fridas por un mismo parásito hasta realizar su completa evolución?

Pero no se trata de suposiciones tan solo: que los
cuerpos esféricos crecen aumentando á la vez el número de granos de pigmento y toman al multiplicarse la forma de lo que hemos llamado *cuerpos
en rosa ó segmentados*, nadie pone en duda; que
los *filamentos móviles ó flagelos* toman origen ó
nacen del interior de los cuerpos esféricos está
igualmente aceptado por haberlo visto distintos observadores en la sangre del hombre y sobre todo
en la de las aves; quedan pues solamente las *medias lunas* cuya hembriogenia aun no se halla bien
estudiada; pero este pequeño claro no puede anular
las verdades conquistadas y bien probadas de las
otras formas.

Hoy por hoy, y dado el estado actual de los conocimientos científicos sobre la materia, pensamos
que la unidad del paludismo se impone y que los
diversos aspectos en que se descubre al *hematozoa-*

río del *chucho* no son sinó otros tantos períodos de
su crecimiento y multiplicación.

§ VIII

¿Cuál es el origen de los granos de pigmento en los hematozoarios?

Ya vimos, al principio de este trabajo, que las
masas hialinas ó pequeños *cuerpos esféricos* cuando
recién se adherían á los hematíes y mayormente al estado libre, carecían en absoluto de granos de pigmento, y que poco á poco, á la par de su crecimiento y
destrucción del glóbulo rojo, comenzaban á presentarse dentro de la masa protoplasmática del parásito celular, una y más partículas de coloración
negra, cual si fueran átomos de carbón.

Cuando el *hematozoario* ha destruído por completo el hematíe al cual se había unido buscando elementos de nutrición y vida, se presenta ostentando un
crecido número de granulaciones pigmentarias dispuestas generalmente en forma de anillo hacia la
periferia.

Se consideran tales partículas, como el residuo
de la destrucción del glóbulo rojo, desaparecido por
la acción digestiva del parásito.

Estas curiosas propiedades biológicas del *hematozoario palustre*, permiten explicar satisfactoriamente
la patogenia de dos síntomas capitales de la infección
malárica: La anemia y la melanemia, dos eslabones
seguidos de una misma cadena morbosa.

Luchando por la existencia, los parásitos destruyen en cantidad prodigiosa á los glóbulos rojos y de alli la profunda anemia que caracteriza á los palúdicos. Al multiplicarse, abandonan en el suero sanguíneo todas las partículas de pigmento que habían conservado hasta ese momento como residuo de los hematies destruídos, y de alli también la melanemia, pues esos millares de partículas pigmentosas se van depositando en el bazo, cerebro, hígado, etc., hasta darles la coloración oscura que los caracteriza.

En la piel suelen reflejarse con un tinte sui-géneris estos dos estados de anemia y melanemia, que cambian la coloración blanco-encarnada del cutis normal, por esa amarillo-terrosa que parece indicar el orígen de la enfermedad.

La pigmentación de ciertos tejidos y la anemia general, en suma, son productos y consecuencias inmediatas de los *hematozoarios*.

Si se exceptúan las hemorragias, podemos decir con verdad, que no existe padecimiento alguno que en menos tiempo, ocasione un estado anémico más acentuado que el paludismo.

§ IX

Los preparados de quinina matan rápidamente á los hematozoarios del paludismo

Desde que los naturales del Perú hicieron llegar á conocimiento de sus conquistadores la acción prodigiosa de la cáscara de los *cincóneas*, es conocido en el mundo civilizado el efecto verdaderamente específico del alcaloide de las quinas sobre las fiebres palustres.

Pero hasta no hace muchos años la explicación de su acción terapéutica dejaba mucho que desear. Tan solo después del descubrimiento de los *hematozoarios* ha podido apreciarse racional y debidamente sus maravillosos efectos curativos.

La observación diaria, puede decirse, ha demostrado en todos los países, que cuando se examina la sangre de un palúdico, después de haberle administrado una buena dósis de quinina, no se encuentran más los parásitos del *chucho*.

Los preparados quínicos son los únicos agentes capaces de *cortar* verdaderamente las fiebres palustres; ¿y de qué manera? destruyendo los *hematozoarios*, haciendo desaparecer la causa: *sublata causa tollitur efectus*. De aquí que la quinina sea el verdadero específico del *chucho*.

No solamente los *hematozoarios* demuestran gran sensibilidad á las soluciones de quinina, con numerosos protozoarios acontece lo mismo. Así por ejemplo: añadiendo á un recipiente que contenga agua cargada de infusorios, bibriones, mónadas, cólpodes, trícodos, etc., una pequeña cantidad de clorhidrato de quinina, se ve que mueren al cabo de poco tiempo todos estos seres microscópicos.

La destrucción de los *hematozoarios palustres* después de la administración de la quinina, se evidencia no tan solo por que faltan de la sangre conjuntamente con la desaparición de los accesos febriles, sino también, experimentalmente si se añade á la sangre fresca que se tiene bajo el objetivo del microscopio, una gota de una solución de quinina. Los *cuerpos esféricos* detienen sus movimientos y toman rápidamente las formas cadavéricas.

No todas las formas de parásito palustre son igualmente sensibles. Los *cuerpos esféricos* y los *flagelos* parecen ser los primeros en desaparecer, resistiendo algo más las *medias lunas*.

Esta circunstancia explicaría quizás porqué es más difícil la curación de la caquexia, y paludismo crónico en general, pues como en estas formas clínicas es donde más abundan las *medias lunas*, la persistencia y rebeldía al tratamiento deben también ser mayores.

En ella se encontraría igualmente para algunos autores, el porqué de ciertas recaídas. Si el tratamiento específico no se hace con cierto método y determinada duración, pueden escapar á la destrucción algunas *medias lunas*, que, pasado cierto tiempo, serían la causa determinante de una segunda y hasta tercera recaída.

De estos conocimientos se desprende una indicación terapéutica de importancia, y es que en los casos de paludismo crónico y caquexia palustre, se impone el método de *tratamiento sucesivo,* aún en los casos en que ya no tengan fiebre, para evitar las recaídas: evitar es siempre más fácil que curar,

§ X

¿Existen en el organismo, elementos naturales de defensa contra los hematozoarios palustres?

Estudios experimentales llevados á cabo por distintos observadores, nos permiten concluir hoy en día reconociendo que el diverso grado de resistencia orgánica á los agentes morbígenos, se debe á la acción más ó menos activa de los *fagocitos*.

Wyssokowitsch después de una serie de estudios hechos con el bacilus vírgula, el de la fiebre tifoidea, el neumococo, el bacterio carbonoso, el estafilococo, estreptococo, etc., ha demostrado que sea cual fuese la naturaleza de los microbios que naturalmente ó por vía experimental lleguen á la sangre, su número no tarda en disminuir, con esta sola diferencia, de que si son microbios inofensivos no específicos, desaparecen en absoluto y para no presentarse más al cabo de tres horas, mientras que si son morbígenos, su disminución es temporaria, aumentando más tarde á medida que se caracterizan los accidentes á que dan orígen.

Tales experiencias enseñan que la sangre no es un simple medio de cultivo que pueda compararse á la gelatina, pues si así fuera proliferarían por igual todos los microbios; sino que á semejanza de otros tejidos vivos, es un medio con elementos de destrucción y defensa si bien en proporción variable, contra los micro-organismos que pretendan vivir en ella.

Según Wyssokowitsch los microbios serían conducidos y depositados en los capilares de los órganos de circulación lenta, tales como el hígado, bazo y médula de los huesos, para ponerlos en condiciones de que allí mismo sean absorbidos y destruidos por las células endoteliales.

Sin embargo, no todos desaparecen al mismo tiempo ni tienen igual grado de resistencia, pues, como lo hace notar el mismo observador, se puede encontrar en el bazo hasta tres meses después de la infección por el *bacilus subtilis*, los esporos del mismo en los pequeños capilares, hecho de gran importancia para la explicación de ciertos fenómenos de latencia.

Lo que pasa con los microbios, sucede también con los *hematozoarios*, que no por ser de orígen animal se hallan menos expuestos á la destrucción por las células vivas.

En esta materia nos referiremos á los estudios de Metchnikoff, para quien, los principales agentes destructivos de los *espirilos* de la *fiebre recurrente* y de los *hematozoariós palustres*, se encuentran en los leucocitos ó fagocitos.

Es sabido desde tiempo atrás que los leucocitos tienen la facultad de apoderarse de los cuerpos extraños que accidentalmente van á la sangre y que si, por vía experimental, se inyecta al suero sanguíneo cualquier materia calorante insoluble y finamente pulverizada, no se tarda en descubrir las pequeñas partículas dentro de los leucocitos.

Para Metchnikoff los fagocitos no se limitan á la absorción de las materias inertes que puedan flotar en la sangre, ó de los cadáveres de parásitos para eliminarlos del organismo, sinó que llegan hasta apoderarse de seres vivos, de agentes morbosos que deben destruir á toda costa en defensa del organismo á que ellos pertenecen, explicándose así ciertos fenómenos de inmunidad y también algunos raros casos de curación espontánea en afecciones como el *chucho*.

Ayudarían también, según el mismo autor, á los leucocitos en esta tarea salvadora de higiene sanitaria intersticial, las células de la pulpa esplénica, las células endoteliales, el epitelio pulmonar y las células del tejido conjuntivo. Para todos estos elementos, que presentan mayores dimensiones que los fagocitos, proponen el nombre de *macrófagos*, en oposición al de aquellos que serían *micrófagos*.

Corroborando lo dicho, añade Metchnikoff haber tenido ocasión de hacer la autopsia de dos casos mortales de fiebre malárica, encontrando en ambos que eran, sobre todo los *macrocitos* del hígado y bazo, quienes encerraban cantidades considerables de parásitos maláricos.

Ciertas condiciones físicas hacen variar la actividad de los fagocitos; así el calor la estímula, al paso que el frío la retarda.

Ya en 1884 admitía Laveran en su *Tratado de las fiebres palustres*, que desde el momento que el calor aumentaba la actividad de los leucocitos, exagerando los movimientos amiboideos, y haciendo que se apoderen con mayor prontitud de los granos de pigmento, el calor febril obrando como el artificial, haría que los fagocitos dieran caza en mayor proporción y menos tiempo á los *hematozoarios palustres.*

Este hecho tiene gran importancia para la patogenia de la intermitencia en la fiebre palustre. Durante el paroxismo febril, los glóbulos blancos cuya actividad sanitaria aumenta, harian una verdadera matanza de parásitos, operación que terminaría con el acceso, hasta que una nueva generación al invadir el torrente circulatorio eleve nuevamente la temperatura.

De lo antedicho, dedúcese que existen en la economía animal, elementos normales de defensa, y que si se abandona una enfermedad infecciosa á los solos esfuerzos de la naturaleza, puede el organismo triunfar en ciertas y determinadas proporciones.

Una constitución robusta en un sujeto bien nutrido, triunfa con facilidad relativa de la acción de los elementos patológicos, al paso que otra persona débil ó debilitada por cualquiera causa, ofrece un terreno fértil para toda clase de semilla morbosa.

CAPÍTULO III

§ I

Fenómenos meteorológicos que favorecen el desenvolvimiento de las enfermedades palustres

El paludismo, enfermedad esencialmente endémica, no se desarrolla en todos los países ni le son favorables todos los climas. Producto inmediato de un animal microscópico tiene por residencia la misma zona geográfica donde éste nace y por factores de su evolución las mismas condiciones climatéricas que á él le favorecen.

En los climas fríos no se radica el paludismo, como no se radican numerosos animales y vegetales que tan solo viven y prosperan en los países cálidos. La acción de las bajas temperaturas le es tan nociva á los hematozoarios, que aún en las mismas comarcas palustres, basta elevarse algunos cientos de metros para ver desaparecer la endemia· Sin pedir ejemplos al extranjero, ahí tenemos en las provincias de Salta y Tucumán, valles como los de Cafayate y Tafí respectivamente, donde jamás nace el *chucho* que tanto azota á los habitantes de las llanuras y valles próximos á los mismos.

El *chucho* para su génesis, reclama la acción conjunta de varios factores meteorológicos, sin los cuales no se desenvuelve, como no se propagaría la filiarosis si faltase alguno de sus huéspedes ó su vehículo, el agua. Estos factores son tres: calor, agua y tierra rica en materia orgánica. Donde quiera que esta trinidad climatológica se encuentre, podemos concluir que ellí existe el *chucho*.

Basta saber que en tal región dominan las fiebres intermitentes, para presumir desde luego las condiciones de su clima. El sol será más ardiente, la tierra cargada de humus y continuamente humedecida por frecuentes lluvias, por bañados, esteros, etc.

Véase entre nosotros, las regiones verdaderamente palustres de la República Argentina son precisamente las de tierra más feraz, donde las lluvias depositan en cada verano mayor cantidad de agua y donde el sol deja sentir con mayor intensidad su poder calorífico, tales son: Salta, Jujuy, Chaco, Tucumán, Misiones y norte de Corrientes.

El paludismo puede aparecer en países donde no existía y extinguirse donde antes azotaba, siendo esto último lo más frecuente, según que lleguen á reunirse los tres factores indicados ó á desaparecer alguno de ellos.

Decíamos que lo último era lo más frecuente por que con la población viene el drenaje del terreno hecho por medio de la agricultura y es sabido que

la agricultura corre al paludismo como la civilización al salvaje.

Si en un clima templado como el de Buenos Aires por ejemplo, se forman durante el verano y en
sitios en que abunda la materia orgánica, grandes
charcos ó esteros que se desaguan é inundan alter-
nativamente por la acción del sol y de las lluvias,
no nos extrañaría ver desarrollarse en las inmediaciones algunos casos de paludismo.

Ya tenemos un ejemplo de aparición temporaria
de estos focos de infección malárica, en la construcción del Puerto de la Plata, en uno de cuyos veranos se desarrolló una pequeña epidemia de fiebre
palustre entre los peones que hacían las excavacio-
nes y movimientos de tierra. Algunos de estos enfermos, tuvimos oportunidad de asistir en el Hospital
de Clínicas.

En Santiago del Estero y sobre la margen derecha del rio Dulce, encontramos un otro ejemplo
importante que citar; pues como se sabe, en esta
provincia, muy cálida pero sumamente seca, no
existe la endemia palustre.

En estos últimos años han observado los médicos
de Santiago y entre estos el Dr. Gelasio Lagar,
que entre los habitantes de las costas del rio Dulce, se produce en ciertos veranos un buen número
de casos de *chucho*. Tales manifestaciones palustres
coinciden con grandes lluvias que hacen desbordar
el rio, y el cual al retirarse á su cauce ordinario,
deja al descubierto y bajo la acción directa de un
sol tropical, grandes extensiones de costas recubiertas

de un limo fangoso. Se vé, pues, acá á la malaria apareciendo en clima ardiente donde no existía, desde el momento en que por un accidente llegan á reunirse los tres factores arriba indicados como indispensables á la génesis del paludismo.

El mismo paludismo de Catamarca, y sobre todo, el muy limitado de la Rioja, pertenecen al grupo que venimos estudiando. Es un paludismo accidental creado por la imprevisión del hombre mismo y en cuya mano estriba el conservarlo ó extinguirlo.

El paludismo en estas provincias no puede ser nativo y endémico, porque si bien no les falta calórico, en cambio son muy secas, las lluvias tardías y escasas, el terreno silicoso, permeable y de gran declive, y finalmente la tierra humífera sumamente escasa.

Ha sido, pues, necesario que sus habitantes al construir fosos en el fondo de las casas, donde represan el agua para bebida, crearan artificialmente las condiciones necesarias para que al llegar el verano se desarrollen los gérmenes morbígenos. (Para mayores detalles véase nuestra obra sobre «El Paludismo y su Geografía Médica en la República Argentina»).

§ II

Influencia de las lluvias, del sol y del suelo cargado de materia orgánica

Gráficamente podría indicarse en nuestro país las zonas geográficas donde reina el paludismo, siguiendo las indicaciones pluviométricas. A tal punto es esto verdad, que podemos sentar como principio, que en las regiones donde más llueve es donde existe la cuna de la endemia palustre.

Las observaciones meteorológicas recogidas en distintos puntos del territorio argentino, demuestran que es al Norte de la República, en las vecindades del Trópico donde las lluvias dejan caer anualmente mayor caudal líquido y es precisamente toda esa gran zona la región del *chucho*.

En Misiones las lluvias depositan un promedio anual de 2050 m. m. de agua; en el Chaco, Villa Formosa y Villa Occidental 1846 y 1836 m. m., respectivamente y aunque estos vastos territorios nacionales tienen aun muy escasa población, ya se observan sin embargo las fiebres en los pequeños centros que se fundan.

Jujuy, Salta y Tucumán las tres provincias palúdicas por excelencia, son á la vez las más favorecidas por la condensación de las nubes y aún entre estas mismas, la endemia se extiende á las llanuras localizándose en los departamentos más lluviosos.

Así la capital de Jujuy con 651,21 m. m. por año, tiene poco chucho, mientras que en los departamentos de Ledesma y San Pedro, con 1200 m. m., de agua anual, el paludismo es más activo. En Salta la capital recibe por año 683,3 m. m., y el chucho es endémico por otras muchas causas á la vez, pero no tiene tanta pandemicidad como en los departamentos de Rosario de la Frontera, Rivadavia, Orán, etc., donde el pluviómetro marca 1435,15 m. m. Tucumán, en la capital y á lo largo de la falda de sus montañas boscosas recibe un promedio de 1023,6 m. m., cifra que disminuye rápidamente en las planicies que corren al Este hasta la provincia de Santiago del Estero, y en los valles y las cadenas de serranías que se encuentran al Oeste, disminución conjunta á la del paludismo que se extingue por completo en los límites con Santiago y en los valles de Tafí.

En el resto de la República donde el *chucho* no encuentra alojamiento, las indicaciones pluviométricas varian desde Buenos Aires que recibe 865,5 m. m., y Bahía Blanca 489 m. m., hasta la Rioja y Catamarca con 297 y 259 m. m., por año respectivamente.

Las cifras anteriores no dejan lugar á duda: las zonas palustres son las más lluviosas; no parece sinó que el *chucho* fuese una entidad acuática, pues no puéde vivir sin el agua.

Pero no basta, sin embargo, la abundante como frecuente repetición de las lluvias, para que por sí solas den oiígen á la malaria, es necesario también el concurso de la tierra vegetal que al dar elementos de vida y desarrollo á vegetales y animales superiores, no puede negarlos á lo infinitamente pequeño.

La capa de *humus* ó *mantillo* alcanza su máximun de espesor en las provincias del Norte y territorios nacionales; se puede decir que ella varía de 40 á 80 centímetros de profundidad, habiendo observado la última cifra en los terrenos inmediatos á las faldas de las montañas.

La exhuberancia de la vegetación en aquellos terrenos es verdaderamente extraordinaria. Arboles seculares de variedad infinita, helechos arborescentes crecidos en el invernáculo grandioso de su sombra y mil enredaderas gigantescas que buscan alcanzar el espacio trepando por sus gruesos troncos, demuestran al viajero observador que en aquella tierra se encuentra la vida de los trópicos.

En los territorios donde los detritus vegetales, que en el trascurso de los años ván formando el *humus*, no existen, ó están reemplazados por tierras silicosas y arcillosas, los gérmenes del impaludismo, por falta de medio apropiado, quedan sin desarrollo.

Llegamos finalmente al tercero y más importante de los factores que entran en juego para el desenvolvimiento de la endemia palustre: al calórico.

Tiene tal influencia el calor solar sobre los procesos biológicos de los protozoarios en general, que cuando su acción disminuye por efecto de las estaciones, latitudes ó alturas de las montañas, la vida de numerosos micro-organismos desaparece ó pasa por un período de latencia tan largo como la falta del calórico mismo.

El paludismo es una enfermedad propia de los países cálidos. En cualquier continente y nación que se lo estudie, siempre se le verá flagelando las zonas intertropicales y sus inmediaciones. Decrece gradualmente desde el Ecuador á los Polos.

Es tan necesaria la acción solar para el desarrollo de los hematozoarios, que en una misma comarca palustre se los ve seguir el movimiento estacional. Nacen con el verano para hacer extragos hasta en el otoño y mueren con los primeros fríos del invierno. El parásito del *chucho* es un animal invernante á semejanza de otros muchos. La experiencia enseña que pocos tienen la fortuna de permanecer pero ni siquiera de atravesar las regiones ó países de fiebres durante el verano sin recojer un triste recuerdo para su organismo, al paso que bajo la acción protectora del invierno el turista puede recorrer impunemente los parajes más insalubres.

En el invierno no se ven fiebres de primera invasión, sinó recaidas del padecimiento adquirido en el verano. La baja temperatura aletarga á los agentes del *chucho* como á tantos otros séres animales y vegetales.

En la República Argentina, cuyo territorio es tan vasto que comprende todos los climas, se encuentra también la endemia malárica localizada en los estados donde los rayos solares dejan sentir con mayor intensidad su potencia calorífica.

A este respecto decíamos dos años atrás, en l
obra ya citada, lo siguiente:

Principiando por el Norte tenemos la provinci
de Jujuy, cuyos departamentos de Ledesma y Sa
Pedro con una temperatura media de 20° centí
ofrecen ejemplos de las manifestaciones más grav
de la infección palustre, mientras que en el departa
mento de la capital, con un promedio térmico de 16°89
la endemia reviste formas más benignas, hasta de
saparecer en absoluto en todos aquellos que se ha
llan comprendidos en la *isoterma* de + 15°.

En la provincia de Salta, encontramos los tropi
cales departamentos de Rivadavia y Orán, con un
temperatura media anual de 22° centíg. ,continua
seriamente flagelados por el *chucho*, mientras que e
el de la capital dotado de un clima más benign
17°67, la pirexia pierde mucho de su gravedad ori
ginaria, y vá disminuyendo hasta concluir por extinguirse en los montañosos departamentos de Poma,
Cachi y varios otros donde la temperatura no excede de 15°.

Tucumán mismo, y á pesar de su reducido territorio, ofrece ejemplos notables sobre el particular.
A casi toda la parte llana de la provincia inclusive la ciudad capital, corresponde la *isoterma* de + 20°,
siendo en varios puntos de dicha zona donde más se
ensaña la malaria. En la región de serranías, la
temperatura baja á medida que la altura aumenta,
y con el descenso térmico vá desapareciendo la
endemia, hasta no haber ni vestigios de ella en los

valles de Tafí y varios otros donde el verano se vuelve primavera de día é invierno de noche.

Estos ejemplos, que no encontramos objeto en multiplicar, ponen de relieve, en primer lugar, el papel importante desempeñado por la temperatura del medio ambiente en la génesis del *chucho*, y por otra parte que dichas fiebres no se observan en nuestro país por debajo de los 29° de latitud con el carácter de verdadera endemia. Las *isotermas* que recorren la vasta zona palustre de la República Argentina son las comprendidas entre la *isoterma* de + 16° que pasa por la ciudad de Jujuy formando el límite Oeste, y la *isotermu* de + 22° que recorriendo Misiones, el norte de Corrientes, el Chaco y los departamentos de Orán y Rivadavia en la provincia de Salta, constituye el límite oriental de los grandes centros de acción de la endemia. (1)

Los tres factores cuyo estudio acabamos de hacer, lo más suscintamente posible, son los que sirviendo al higienista para clasificar los climas, permiten al médico efectuar el estudio etiológico de las fiebres intermitentes.

La acción simultánea de aquellos tres elementos es indispensable al desemvolvimiento endémico de la malaria. Sin tierra humífera, sin lluvias fertilizadoras y sin el sol que todo lo vivifica, los trópicos no tendrían su excelente vegetación, ni la forma, variedad y colorido de sus especies, y finalmente ni

(1) Véase nuestro mapa sobre la distribución geográfica del paludismo en la República Argentina.

los séres microscópicos encontrarían elementos para su génesis. La naturaleza parece haberse complacido en colocar siempre sus producciones más grandiosas y admirables, al lado de lo infinitamente pequeño y pernicioso.

El paludismo entra anualmente en el período de desarollo, para tomar algunas veces por su gran pandemicidad, los caracteres de una verdadera epidemia, cuando los rayos solares del estío dejan sentir con mayor energía su poder calorífico y cuando las nubes principian á derramar torrentes de agua. En los países palustres coincide la época de las grandes lluvias con la de los fuertes calores.

§ III

¿Bajo qué forma se encuentra el hematozoario del chucho en las regiones palustres, y por qué vía se introduce al organismo?

En el estado actual de la ciencia no es posible contestar definitivamente á esta cuestión de tanto interés profiláctico.

Maurel, Grassi, Feletti y Laveran son los observadores que más tiempo le han consagrado. Sus estudios es interesante conocerlos, aunque, por desgracia, no hayan conseguido resolver el problema.

Maurel examinando unas infusiones vegetales, ha reconocido la existencia de ciertos cuerpos amibóideos cuyas analogías con los hematozoarios palustres procura establecer á toda costa.

Feletti y Grassi por su parte, estudiando los terrenos palustres, han llegado á descubrir una amiba muy pequeña, sin vacuolos contráctiles, con algunos seudopodios y dotada de la facultad de enquistarse en cualesquier momento. Bajo esta forma quística podía suspenderse en la atmósfera y tambien ser transportada por los vientos á ciertas distancias. A fin de comprobar dicha suposición, colocaron durante dos noches varios pichones perfectamente sanos, á dos metros sobre un suelo lacustre; examinados en seguida refieren los autores citados, haber encontrado en las fosas nasales de estas aves, las mismas amibas enquistadas que observaron antes en el suelo y como una prueba más, que pasados nueve dias se podían ver en la sangre, los cuerpos en creciente de los hematozoarios de las aves.

Para ellos sería permitido concluir, pensando que algo muy semejante pasa al hombre es la infección malárica.

Laveran refiere haber examinado numerosas muestras de agua y tierra tomadas en las regiones más insalubres de Argelia, donde pudo reconocer muchas veces la presencia de organismos que le recordaban por su aspecto y forma á los del paludismo, vistos en la sangre, pero sin los granos de pigmento que, como es sabido, resultan de la destrucción de los hematíes.

Sin embargo, este autor no se considera habilitado para llegar á ninguna conclusión. Dice y con razón, á nuestro modo de ver, si los estudios interesantes de

Grassi y Feletti dieran la clave cierta para dem
la forma en que el hematozoario palustre se ha
las regiones insalubres, porqué no se ha cons(
hasta hoy cultivar este parásito colocando al
gotas de sangre palustre en tierra ó agua, bien
rilizada? Si al exterior vive en la tierra y e
bajo la forma de una amiba que se enquista
entrar por la via respiratoria al organismo hu
los cultivos en el mismo medio habrían dado r(
dos positivos.

Se inclina más bien á creer que el hemato
vive al estado de parásito en algún vegetal ó ;
inferior que seria su primer huésped y que ;
pase con el *chucho* algo parecido á lo que suce(
las evoluciones de la filaria *sanguinis hominis.*

Sábese hoy que la elefantiasis de los Á
se produce por la estancación linfática que
siona aquella filaria obliterando la luz de los
linfáticos donde se aloja. Es conocido igual
desde las pacientes observaciones de Mansó1
los embriones de esta filaria que circulan en 1
gre, salen al exterior para cumplir sus evolu
por intermedio de la trompa del mosquito q
chupar la sangre, retira también los embrione:
ir más tarde á depositarlos con su cadáver
agua. Tomando el agua sin filtrar, adquieren, el
bre y los animales, la filariosis.

Manson tiene el honor de haber demostrad
largos estudios que los embriones no se encu(
á toda hora en la circulación periférica de los
ricos, sinó que eligen la noche ó mejor dic1

horas de sueño, sean estas diurnas ó nocturnas, para recién abandonar los gruesos vasos donde se reconcentran en las horas de vigilia á fin de invadir los capilares en el momento más propicio para que los culícidos puedan extraer la sangre sin ser molestados. La hembra del mosquito es tan solo la que pica por que su trompa le permite horadar la piel, y una vez cargada de sangre, se dirige á las aguas estancadas donde al depositar sus huevos, abandona también los embriones de filaría.

Estos descubrimientos tienen un capital interés, pues evidencian que ciertos micro-organismos poseen la facultad de ocultarse en órganos dados para invadir toda la economía animal de su huésped, en momentos y horas determinadas. Sin quererlo, viene á la memoria el recuerdo de la intermitencia de los accesos de la fiebre palustre y la circunstancia de encontrarse siempre circulando el mayor número de hematozoarios al principio de los ataques.

Volviendo á los mosquitos, diremos que Lewis ha encontrado entre 140 hembras, 20 por lo menos que llevaban embriones.

Findlay y Hammond opinan que el principal y más activo agente de propagación de la fiebre amarilla es el mosquito.

¿Lo será también del chucho, ya que como lo demostró Lamborn, el drenaje del suelo que suprime las fiebres palustres hace desaparecer también los mosquitos ó serán simples concidencias?

Sea de esto lo que fuere, lo único positivo por ahora es que no sabemos á ciencia cierta cuál es la forma en que se encuentra el parásito del *chucho* fuera del organismo humano, si necesita de otros huéspedes para su evolución, ó si la absorción por nosotros es directa.

¿Y sobre la via de entrada al organismo, estam más adelantados?

Desde luego, sabemos que no tiene sino dos, la digestiva y la pulmonar, y que quizás por ambas á la vez tenga lugar la infección.

Anteriormente se admitía como único agente trasmisor de los gérmenes morbosos del *chucho*, al aire atmosférico, y de aquí saca uno de sus nombres, el dado por los italianos de *mal' aria*. Tan arraigada se hallaba esta creencia, que la primera regla profiláctica de aquellos tiempos, era la de no pernoctar en los sitios palustres que rodeaban á Roma.

Cuando la congregación de los Trapistas aceptaron de Pio IX en 1869, el viejo y abandonado convento de la *Tumba* en las inmediaciones de Roma, á condición de salubrificar sus inmediaciones con plantaciones de eucaliptus, tenian que retirarse todos las tardes á Roma donde pernoctaban para evitar la acción perniciosa del aire de la noche, y volver al dia siguiente á continuar sus trabajos.

Las plantaciones dieron resultados inmejorables, pero nada sabemos sobre si los Trapistas tomaban ó nó el agua de las regiones que procuraban salubrificar á la vez que se abstenían de dormir en ellas. En aquella época ni se sospechaba de que la *mal'aria* pudiera ser otra cosa que un aire impuro cargado de miasmas.

Ya hoy varios autores aceptan la posibilidad de que el agua puede ser un medio poderoso de entrada de los hematozoarios al organismo húmano, primero por razones de analogía, existiendo muchos esporozoarios que tienen esa sola vía de entrada, y después por que existen un cierto número de hechos que vienen en su apoyo.

La dificultad, sin embargo, no es tan fácil de resolver, pues casi todos los que han recorrido localidades insalubres han respirado el aire y bebido á la vez sus aguas, de manera que no se sabe cuál sea el grado de acción perniciosa correspondiente á la primera y cuál á la segunda.

Existen algunos casos que tienden á demostrar las posibilidades de contaminación por medio del agua de consumo.

Tomamos de la obra última de Laveran las conclusiones siguientes sobre este particular:

« 1º—Se ha comprobado muchas veces en una misma localidad, que individuos cuyas condiciones de vida eran idénticas, pero que hacían uso para bebida de aguas de distintas procedencias, unos adquirían las fiebres palustres en cierta proporción y otros eran respetados ».

« 2º—En ciertas localidades insalubres ha bastado poner á disposición de sus habitantes una agua pura en sustitución de la estancada que antes se usaba como bebida, para ver desaparecer las fiebres palustres ».

« 3º—En localidades siempre sanas, se puede contraer las fiebres bebiendo agua de localidades insalubres y los individuos más expuestos á contraer las fiebres son los que consumen mayor cantidad de agua ».

« 4°—Los viajeros que recorren comarcas insalubres consiguen á menudo escapar de las fiebres no bebiendo más que agua hervida, mientras que las personas que descuidan esta precaución, son atacadas en una fuerte proporción ».

Es muy razonable suponer, con los conocimientos actuales, que el gran éxito y boga de que siempre han gozado las infusiones aromáticas de té, café, etc., como bebida usual y á titulo profiláctico entre los operarios encargados de la construcción de caminos de fierro y obras de saneamiento en regiones palustres, que los buenos resultados obtenidos eran debidos única y exclusivamente á la acción esterilizadora de la ebullición y de ninguna manera á los principios aromáticos de tales infusiones.

Referiremos una observación interesante, hecha en uno de los departamentos más insalubres de la provincia de Salta, en el Rosario de la Frontera.

En el verano de 1888 dirijíamos el establecimiento termal situado en los últimos contrafuertes de la sierra de la Candelaria, y en aquel mismo departamento, cuando se dió principio á la edificación de varios pabellones para bañistas.

Tales obras reclamaron un personal de operarios que no bajaría de 200. Los calores de ese verano fueron intensos y las lluvias torrenciales, de manera que la endemia prometía hacer estragos. Los peones abandonaban el establecimiento por mil razones distintas, esparciéndose en las inmediaciones y en la villa del Rosario, todos sitios de chucho en el verano y donde bebian el agua que encontraban á mano y el aguardiente que podian comprar hasta embriagarse.

Pues bien, todo el numeroso personal, sin excluir el director, arquitecto, administrador, albañiles, peones, hombres de toda condición, mujeres y niños fueron atacados por el *chucho*, y con tal violencia que á varios les costó la vida.

Esa verdadera explosión epidémica no respetó más que á las personas de nuestra familia, que salían poco del establecimiento y que no bebían otra clase de agua que la de la fuente silicosa que trae al nacer la elevada temperatura de 97° centig.

Si en este ejemplo es verdad que para los 200 atacados de paludismo no se puede atribuir exclusivamente la infección á la vía gástrica ó pulmonar, puesto que ambas actuaban á la vez, no lo es menos que los que permanecieron ilesos fué tan solo por la pureza de una agua que nace esterilizada y que no había tenido tiempo de contaminarse, puesto que la atmósfera ó medio ambiente era igual para todos.

Nos hemos detenido un poco sobre este tema por que reviste gran interés para el estudio que más adelante haremos sobre profilaxia individual y las medidas de higiene pública que más reclaman nuestras provincias palúdicas.

§ IV

Período de latencia y de incubación

El período de latencia no es más que una incubación demasiado prolongada. Corren publicadas numerosas observaciones de viajeros que habiendo atravesado por regiones palúdicas tuvieron accesos febriles varios meses después. Otros que habiendo permanecido cierto tiempo en lugares insalubres van á sufrir los efectos de la malaria dos ó más meses después de haber abandonado los focos de infección.

En estos casos no hay mayor dificultad en admitir una incubación prolongada quizás por una lucha incesante entre los fagocitos y los hematozoarios qne á la larga dá el triunfo á los primeros; pero cuando se refieren períodos de. latencia de varios años, como el de Brun por ejemplo, que vió á un sujeto victima de accesos palustres, después de 17 años de haber estado en Africa y que no se había expuesto á nuevas infecciónes, no es posible aceptarlos sin que el espíritu quede lleno de dudas bien fundadas. Lo primero que uno se pregunta, es si se examinó la sangre y ese exámen permitió ver los hematozoarios.

En el capítulo anterior, hablando de las inyecciones de sangre venosa, vimos que el período de incubación del paludismo experimental variaba entre 6 y

12 dias, es decir, poniendo á los hematozoarios en las condiciones más favorables á su desarrollo. Estas cifras ya dán una base de cálculo; no dudamos que existen períodos de incubación mayores de doce dias, pero también los hemos visto de ocho, en pocos casos de infección común no experimental. (Véase el Capitulo II, páj. 88).

En el ejemplo antes citado sobre el estableeimiento termal del Rosario de la Frontera, contratábamos albañiles en Tucumán por 15 dias por lo menos, pues la experiencia enseñaba que después de ocho á 15 días de trabajo, los obreros tenian que regresar al seno de sus familias para curarse del *chucho*.

Algunos contratistas de terraplenes y desmontes en las vias férreas que pasan por las provincias del Norte han hecho iguales observaciones; después de pasada una semana de permanencia en las zonas palustres ya principiaban á producirse algunos casos de intermitentes.

Se refieren casos de paludismo fulminante en sujetos que recien llegados á una comarca insalubre fueron presa de graves accidentes. Por nuestra parte jamás hemos visto hechos semejantes, y antes de aceptarlos como auténticos, bueno sería preguntar si los accidentes febriles observados, no serían debidos á una de esas insolaciónes tan frecuentes en los climas cálidos ó á otra causa, antes que á la endemia reinante.

§ V

Paludismo congénito

Más de una vez hemos sido sorprendidos durante nuestra permanencia en las provincias del Norte, por accesos francamente intermitentes en recien nacidos; más como se trataba de observaciones hechas en comarcas palustres donde el niño habia tomado algunas veces pequeñas cantidades de agua, no teniamos elementos bastantes para suponer se tratara de una enfermedad trasmitida durante la vida intrauterina, aunque las madres habian tenido el *chucho* en su embarazo.

En Reconquista hemos visto en Enero del año ppdo., un caso que nos parece indudable de paludismo congénito.

Se trataba de una pobre mujer que recien entraba al noveno mes de su embarazo y que había tenido tres fuertes accesos de fiebre cotidiana; por la descripción que nos hicieron no cabía duda á cerca de la naturaleza palustre de los ataques. En el tercero de estos le habian dado sulfato de quinina en cucharaditas de café, probablemente dos gramos divididos en dos tomas. Por la noche la mujer se creyó envenenada, dada la violencia de los dolores que sentía al vientre, y que por ser primeriza no supo distinguirlos al principio de las contracciones uterinas.

Las contracciones se acentuaron cada vez más y el parto prematuro se efectuó á la mañana siguiente, sin mayor novedad.

Ese día no hubo acceso febril; la quinina había realizado un doble efecto, librando á la madre de los accesos y al útero de su huésped habitual.

Al tercer día de vida extra-uterina, el niño presentó según la madre los mismos síntomas de los ataques que ella había sufrido poco antes de salir de cuidado. El cuarto día nada de particular, el chico tomaba bien el pecho. El quinto día nuevo acceso á las 10 a. m.; sabiendo la familia la llegada de un médico, nos suplicó viéramos el enfermito, deferencia de que aún nos felicitamos.

Lo vimos á las 12 m.; el niño era pequeño, y poco satisfactorio su estado general; pulso incontable, piel seca y ardiente, intranquilidad, rehusaba el pecho y el termómetro marcaba 40° c. Acusaba vivo dolor á la palpación de la región esplénica.

Como se nos dijera que la fiebre se le pasaba por la tarde, volvimos á las 4 p. m.; encontrándolo en el período de sudación; la hiperhidrosis era abundante y el termómetro indicaba 37° 8. Por la noche la apirexia era completa, y en la mañana los escalofríos habían sido no menos característicos que los dos períodos sucesivos observados por nosotros mismos.

Practicamos á la madre y al hijo una inyección del bicloruro de quinina que llevábamos para experimentar á fuertes dósis, de un gramo á la primera y de 10 centíg. al segundo, con el mejor resultado.

Dejamos un frasquito para que siguieran el tratamiento, dándole varias gotas al dia por la vía gástrica.

Posteriormente hemos recibido carta donde cum-
pliendo nuestro pedido nos anunciaban que ambos
enfermos no habían tenido nuevos accesos.

El exámen micrográfico no fué posible practicarlo
pero á nuestro espíritu no queda la menor duda de
que se trataba de un ataque de *chucho* típico.

Pensamos que la infección de este caso ha sido de
madre á hijo, en los dias que precedieron á su nacimiento, pues no es aceptable, con los antecedentes recogidos, que se tratara de una infección por
el aire ambiente con un período de incubación de
dos dias.

No existe por otra parte dificultad fisiológica para
aceptar y explicarse racionalmente éste y varios
otros casos que ya existen en la ciencia sobre paludismo congénito.

La placenta no es un filtro capaz de obstaculizar
y detener el paso de los *hematozoarios* al feto, pues
adhiriéndose estos parásitos á los glóbulos rojos y
existiendo *cuerpos esféricos* aun de menores dimensiones que los hematíes, por donde estos circulen y
al sitio que vayan, circularán é irán aquellos.

Griesinger refiere la observación hecha por Play-
fair, de una mujer que durante su preñez era ataca-
da cada quince dias de fiebre intermitente, hasta
que dió á luz un niño que presentaba un bazo tan
hipertrofiado que llegaba por una de sus extremidades al ombligo, pero el niño no tuvo fiebre hasta

la edad de dos años, no obstante ser pálido y enfermizo. El mismo autor refiere el caso de Duchek muy semejante al anterior, pero con la diferencia de que el niño murió poco tiempo después del nacimiento, y que en la autopsia presentaba un tumor esplénico pigmentado y que en la sangre de la vena porta habia también pigmento.

Sería curioso averiguar si los abortos son más frecuentes en los países palúdicos que en los que no lo son, pues parece muy verosímil suponer, que los paroxismos febriles donde la hipertermia llega y sobre pasa á 41°c., ejerzan una acción perniciosa y á veces funesta sobre el feto.

Por nuestra parte hemos visto algunos pocos casos con síntomas inequívocos de aborto, en preñeces de cinco y seis meses, que aparecían al segundo ó tercer acceso de *chucho* y que crean cierta dificultad al médico, pues parece que el específico de las fiebres, estimula á la vez las contracciones uterinas. Cuando asistimos enfermos de esta clase, administramos el láudano en enemas y las sales de quinina por la vía gástrica, si no hay vómitos y por la hipodérmica en caso contrario.

Esta es una precaucion que nunca debe omitirse, porque si es discutible que la quinina, en las condiciones normales del embarazo, sea capaz de producir por sí sola contracciones uterinas, no tenemos la menor duda de que cuando estas ya se han iniciado, por accesos febriles ú otras causas, los preparados quínicos las aumentan visiblemente haciendo inevitable el aborto.

Patogenia de los accidentes del paludismo; anemia y melanemia

Con la doctrina parasitaria, muchos de los fenómenos que íntimamente se relacionan con la patogenia del paludismo, han encontrado explicacion racional y satisfactoria, pero sin que por ésto podamos vanagloriarnos de haber descorrido por completo el velo que encubría la causa íntima de los trastornos funcionales que pasamos á estudiar.

Todos los fenómenos patogénicos del *chucho* pueden referirse lógicamente á una de estas tres causas que se suceden y complementan: 1° Destrucción de los hematíes; 2° perturbaciones en la circulación ocasionada por los hematozoarios y 3° Irritación determinada por los parásitos en el sistema nervioso y en varios otros tejidos.

La primera de estas causas es la que determina dos síntomas constantes en las manifestaciones palustres; la anemia y la melanemia. Ya se ha demostrado que los hematozoarios son parásitos celulares, que viven y se desarrollan á expensas de los hematíes que consumen, y por lo tanto tenemos encontrada la verdadera causa de esa lividez terrosa tanto más acentuada, cuanto más antiguo es el padecimiento y que denuncia al palúdico, como la facies amoratada al alcohólista inveterado.

No existe padecimiento febril alguno que en igualdad de tiempo ocasione un estado anémico más pronunciado. Basta fijarse en las personas inmediatamente después de pasado un solo ataque de chucho para desconocerlas por su palidez. El clínico no necesita del miscrocopio para comprobar el estado anémico; le basta inspeccionar la conjuntiva palpebral y la mucosa labial para darse cuenta de la notable disminución de los glóbulos rojos.

Tomamos del Dr. Kelsch un resúmen de investigaciones interesantes que ha llevado á cabo sobre el particular.

Para él cada acceso febril destruiría una cantidad de hematíes tanto mayor cuanto la data del padecimiento fuera más reciente.

En un sujeto sano y robusto, se calcula que por cada milímetro cúbico de sangre contiene *cuatro* y *medio* millones de glóbulos rojos; pues bién, si este mismo individuo se viese acometido de una fiebre cotidiana, después de pasados cuatro accesos, habrían disminuido los elementos discoidales de la sangre á razón de *dos millones* por m. m. c. pudiendo llegar esta disminución globular, en algunos casos, hasta *un millon* por milímetro cúbico despues del primer acceso.

Pero pasados los primeros ataques, la anemia no sigue acentuándose en la misma proporción, sinó que desde el momento en que la reducción ha llegado á la cifra de *tres millones* por m. m. c. la desaparición de los hematíes se hace más lentamente, llegando á destruirse tan solo doscientos mil, cien mil y hasta treinta mil por dia.

Con 20 ó 30 dias de accesos intermitentes que haecn una verdadera masacre globular, sobreviene la oligocitemia palustre siendo fácil entónces contar solamente un millón quinientos mil hematíes por milímetro cúbico de sangre palustre.

Este estado hidrémico de la sangre parece ser causa á su vez de una especie de hinchazón ó edema sufrido por los glóbulos rojos cuyo diámetro normal de 7 μ se eleva á 10 y 13 μ. Es probable que estos hematíes tomados por Kelsch como edematosos, fueran glóbulos rojos aumentados de volúmen por los hematozoarios que llevarían consigo.

Tenemos, pues, á los parásitos consumiendo la más importante de las células sanguíneas y como una consecuencia lógica de esa destrucción, los gránulos de pigmento destinados á dar á los diversos tejidos la coloración propia de la melanemia.

A medida que el hematíe nutre al hematozoario, los gránulos de pigmento van apareciendo, hasta formar un número respetable cuando el cuerpo esférico queda libre por la completa destrucción del glóbulo rojo. De manera que la melanemia aumenta á medida que la anémia progresa. La primera es consecuencia de la segunda en las fiebres palustres, y ambas de los hematozoarios.

La segunda causa que habíamos apuntado al principio de este artículo para explicar ciertos fenómenos patológicos del impaludismo, era las perturba-

ciones en la circulación ocasionadas por los parásitos.

El primero en emitir la idea de la trombosis por
acúmulo de pigmento en los vasos, fué Frerichs, quien
admirado de la gran cantidad de pigmento depo-
sitado en los capilares del cerebro no dudaba en
atribuirle un rol capital en la patogenia de ciertos
accidentes cerebrales de la infección malárica.

La pigmentación observada por Frerichs es indudable que existe, pero la trombosis que durante los
accesos palustres suele dar lugar á la afasia y á
ciertas parálisis transitorias, no se explican satisfactoriamente por obstáculos mecánicos que partículas
inertes opondrían permanentemente á la circulación
de regiones determinadas del cerebro y que sin em·
bargo vemos desaparecer en poco tiempo bajo la
acción de las sales de quinina.

Más fácilmente se concibe que si dichas trombosis
son formadas por aglomeraciones de parásitos, cuyas
dimensiones son gigantescas al lado de los gránulos
de pigmento, pueden desaparecer fácilmente bajo la
acción destructora de la sal específica.

Estas obliteraciones de los capilares cerebrales no
son simples ó antojadizas suposiciones, sinó que han
sido reconocidas por diversos observadores en las
autopsias de sujetos víctimas de las formas perniciosas de la infección palustre.

Fácilmente se comprende que si los hematozoarios
se aglomeran, entremezclados con los mismos glóbulos rojos, en los finos capilares del cerebro ú otros
órganos, den orígen á congestiones y hasta hemo·

rragias por causa mecánica, y que estas mismas congestiones tendrán mayor extensión y frecuencia, cuanto mayor sea también la cantidad de los parásitos ó intensidad de la infección.

Así vemos que el bazo y el hígado, órganos que pueden considerarse como el cuartel general de los hematozoarios, son los primeros en hiperemiarse y sufrir los procesos congestivos y hasta inflamatorios que comunmente acompañan y contribuyen á caracterizar el paludismo.

El bazo es el primer órgano que sufre; muchos accesos se anuncian por el dolor precursor en la región esplénica, y la palpación y percusión no tardan en demostrar que es el asiento de un verdadero proceso congestivo y en algunos casos inflamatorio, de periesplenitis ó de esplenitis intersticial.

Idéntica cosa sucede con el hígado; las hepatitis son frecuentes en las regiones insalubres por la acción parasitaria, si bien existen otras causas que la podrían determinar, como la disenteria y el alcoholismo.

El pulmón tan rico en capilares, no puede sustraerse á la acción morbosa de los parásitos, y paga también su tributo de congestiones é inflamaciones que se revisten de una fisonomía clínica propia en los paises de endemia y de extraordinaria gravedad si no son tratadas enérgica y debidamente.

Así se explica y justifica el tratamiento muy usado en nuestras provincias palustres para combatir la pulmonía (costado) por medio de los preparados quínicos.

Es de advertir que estos procesos congestivos é inflamatorios determinados por los parásitos pueden continuar y hasta agravarse, después de la desaparición de todos ellos, y especialmente cuando la infección es de vieja data.

Es frecuente ver individuos alejados de los focos endémicos y bien curados del paludismo, que aun conservan su bazo un tanto abultado. Sin embargo lo más común y general es que desaparecida la causa permanente de irritación, disminuyan progresivamente los fenómenos congestivos que son la consecuencia inmediata.

Es de buena práctica mirar con desconfianza las curaciones de estas fiebres que dejan después de la desaparición de los accesos febriles, algún aumento de volúmen ó cierta sensibilidad dolorosa á la presión en la región esplénica, por cuanto ello indica que el enemigo no ha abandonado del todo sus cuarteles y las presunciones de un nuevo ataque son vehementes. Esta circunstancia indica la necesidad de persistir por algún tiempo más en el tratamiento.

Las congestiones hepáticas en las fiebres palustres constituyen un hecho de observación antiguo de que nos hablan Kelsch, Frerichs, Griesinger etc., y que durante muchos años se admitió como el fenómeno inmediato á las perturbaciones circulatorias á que daba lugar el depósito extraordinario de pigmento en el interior de los capilares de la glándula biliar. Las manchas de pigmento no se ven en las células hepáticas, sino de preferencia como ya queda dicho en los capilares tanto arteriales como venosos, dando al hígado una coloración oscura achocolatada.

Sin negar ó desconocer que las aglomeraciones de pigmento pueden ocasionar algunos trastornos, pensamos que, como en el cerebro y bazo, son los parásitos mismos los que formando embolias llegan con mayor frecuencia á obliterar la luz de los pequeños vasos del hígado. Estos pequeños trastornos dan lugar consecutivamente á grandes perturbaciones funcionales. Desde luego, la secreción biliar se modifica volviéndose albuminosa, y los trastornos ó dificultades en la circulación de la vena porta determinan diarreas, extravasaciones serosas y hasta hemorragias intestinales según el pensar de algunos observadores.

La tumefacción del hígado acompaña á la del bazo y suele persistir hasta mucho después de la extinción de los accesos. En los caquécticos acompaña á la hidropesía un hígado de grandes proporciones en ciertos y limitados casos, pués lo común consiste en observar la forma de cirrosis atrófica en los que sufren de paludismo crónico, hayan ó no llegado al período de caquexia.

Los riñones pagan igualmente su tributo en forma congestiva á la infección palúdica.

La hiperemia renal es un hecho de observación diaria, si bien no alcanza á las proporciones del hígado y bazo congestionados.

Uno de los síntomas que con mayor frecuencia acusan los *chuchentos* de nuestro pais, es el *dolor de cintura* que precede y acompaña al acceso febril. Es un dolor grabativo y algo profundo que no sé modifica por la presión y que ocupa especialmente las regiones lumbares. Lo hemos sentido varias veces y no tenemos la menor duda de que su asiento verdadero son los riñones. En otros países se han practicado idénticas observaciones, y los autores se hallan contestes en reconocer que su verdadera y única patogenia se encuentra en los trastornos circulatorios determinados por los hematozoarios.

Los riñones de palúdicos ofrecen la misma pigmentación que las otras vísceras, pero con particular preferencia en los corpúsculos de Malpighi que parece detuvieran los gránulos de pigmento como un filtro separa las partículas extrañas del agua que las contiene.

El *dolor de cintura* que en general es muy tolerable, llega en casos raros á tomar verdadera agudeza que guarda correlación con el grado de hiperemía del aparato renal. Si se examina la orina excretada durante un acceso febril, encuéntrasela turbia, algo albuminosa, y hasta sanguinolenta en ciertos casos, desapareciendo todos estos caracteres, que denuncian el proceso congestivo, en el intérvalo ó período de apirexia. Es más excepcional ver continuarse dichas perturbaciones de la excresion urinaria hasta en las remisiones de la fiebre, pero en ambos casos la curación del paludismo, normaliza la función urinaria, siendo algo muy raro, que indican otros autores sin que lo hayamos observado nosotros, el que se continúen dichos trastornos bajo la forma de mal de Bright á título de enfermedad consecutiva.

En los últimos tiempos se ha hablado mucho del

alto grado de toxicidad que alcanzan los orines de palúdicos, eliminados durante los accesos febriles, como para explicar de esa manera la patogenia de muchos de los síntomas que caracterizan el mal.

Lemoine y Roque son los que han dado mayor importancia y llegado á formular conclusiones más absolutas, pero se les ha argüido con justa razón que en todo proceso febril se encuentra aumentado el poder tóxico de las orinas y sin embargo sería aventurado concluir, de esto, que es un efecto común á numerosos padecimientos, elevándolo á la categoría de causa patogénica.

Los síntomas que no se explican por la destrucción de los hematíes, ni por los trastornos circulatorios, que acabamos de estudiar, encuentran su razón de ser, en la irritación del sistema nervioso y de varios otros tejidos producida por los hematozoarios, de lo que pasamos á ocuparnos separadamente.

§ VII

Teorías para explicar la intermitencia de los accesos febriles y la sucesión de los tres períodos.

Con el descubrimiento de los hematozoarios, la fisio-patología de las fiebres palúdicas ha sufrido un verdadero vuelco, en el que nuevas y más razona-

das teorías han venido á suplantar á las influencias miasmáticas, neurósis, etc. etc.

La intermitencia de la fiebre no es un fenómeno
raro ni nuevo en patología, siendo por el contrario
de práctica frecuente encontrarse con padecimientos agudos y diversos donde la reacción febril
nada tiene de contínua. Así, vemos en cierta forma de la tuberculosis un estado febril que se inicia
por la tarde y dura toda la noche para desaparecer á la mañana siguiente. Según J. Cyr, determinados padecimientos del hígado serían suscepti-
bles de producir accesos intermitentes, y estudios
interesantes publicados en distintas épocas por
Mathon y Verneuil han llegado á demostrar que
los traumatismos del bazo provocan paroxismos
febriles de tipo periódico en sujetos que jamás
tuvieron paludismo ni vivieron en la proximidad
de comarcas insalubres.

Basándose en estas observaciones y en el hecho
de haber reconocido Golgi y Councilman en repetidas ocasiones que es precisamente en la sangre
del bazo de los palúdicos donde se descubre una
mayor proporción de hematozoarios cual si fuera
dicho órgano su verdadero generador, es que Laveran ha llegado á pensar que en la infección malárica se podría comparar la gran invasión de
parásitos al bazo con un traumatismo sufrido por el
mismo.

Incuestionablemente, es el bazo la víscera que
mayores alteraciones anátomo-patológicos sufre con
la malaria, llegando á veces hasta convertirlo en

una pulpa friable que se disgrega á la sola presión de los dedos; pero si los parásitos determinaran un traumatismo, que en este caso tendría que ser intersticial, capaz de provocar una reacción febril, habría siempre un argumento serio que levantar, explicando porqué se inicia el paroxismo precisamente cuando los hematozoarios afluyen al torrente circulatorio y dejan por lo tanto más libre al bazo de la micro-contusión.

La intermitencia febril no es por otra parte una regla sin excepción, un fenómeno absolutamente constante, pues tenemos fiebres palustres de tipo continuo y fiebres irregulares, asi como también existen padecimientos intermitentes que nada tienen que ver con la malaria, tales son ciertas neuralgias y neuritis traumáticas.

La intermitencia de los accesos no parece tan difícil de explicarse hoy en dia en que habiendo hecho gran camino la parasitología, nos permite establecer comparaciones con otros padecimientos de naturaleza igualmente parasitaria y llegan á conclusiones muy aceptables y compatibles con los conocimientos actuales.

Los espirilos de la fiebre recurrente ofrecen un ejemplo de parásitos que como los hematozoarios del paludismo no entran al torrente circulatorio general sino á intérvalos regulares. Asi Metchnikoff afirma no haber observado los espirilos en la sangre extraida por picaduras de los dedos sino durante los accesos febriles, mientras que durante las remisiones tan solo existen en el bazo. ¿Puede encontrarse mayor analogía entre este hecho y lo que observamos con el hematozoario del *chucho?*

¿No hemos visto al principio de este trabajo que es precisamente al iniciarse los accesos, el período en que debe extraerse la sangre de los palúdicos á fin de encontrar con mayor facilidad y abundancia los parásitos? ¿No se ha visto igualmente que es más difícil y raro descubrirlos al fin de los paroxismos ó en el período de remisión en la circulación periférica?

Pero aún tenemos otros parásitos de organización más elevada y que nos ofrecen ejemplos de estas raras periodicidades de invasión al torrente circulatorio.

El descubrimiento de la *filaria sanguinis hominis* nos permite hacer comparación y admirar á la vez como la naturaleza ha dispuesto tan sabiamente los fenómenos vitales que aseguran la perpetuación de los organismos más simples y pequeños á expensas de los grandes y complicados.

Es sabido que los embriones de filaria no invaden sino á horas determinadas (en las del sueño) la circulación periférica buscando el momento más propicio para que la hembra del mosquito los sustraiga con su trompa y lleve más tarde al medio líquido donde asegura sus evoluciones, y que en las horas de vigilia todas esas miriadas de parásitos llevados por los quilúricos se reconcentran á los grandes bazos sanguíneos.

¿Que habría de extraordinario pues en aceptar que otros hematozoarios, como los del paludismo, tengan también su momento de elección para difundirse por todo el aparato circulatorio?

¿Sería absurda la suposición de que así como los embriones de filaria, en la elefantiasis de los Arabes, se refugian durante varias horas en los gruesos vasos, los parásitos del *chucho* que viven también en la sangre tengan la propiedad de reconcentrarse en el bazo, hígado y médula de los huesos, por ejemplo, para de allí esparcirse en momentos dados por toda la economía animal? No lo creemos, pues si bien ignórase aún cuales son las evoluciones al estado libre de estos parásitos y á que leyes obedecen, no lo es menos que el estudio de su vida parasitaria es hoy en dia bastante completo para determinar sus formas, propiedades vitales y los momentos en que circulan en mayor abundancia por los capilares periféricos.

Golgi ha demostrado mediante punciones repetidas en el bazo, que cuando no se encuentran hematozoarios en la sangre extraida de los dedos, se descubre siempre en la del bazo.

Como ha podido apreciarse, la dificultad para explicar la fisiopatología del paludismo, no estriba precisamente en la intermitencia de la fiebre, sino en la regularidad misma de la intermitencia.

Hoy se sabe que los embriones el filaria *sangui nis hominis* entran á la circulación periférica en las horas de sueño, sean estas de dia ó de noche, por ser ese el momento más propicio á su extracción mediante la trompa suctora del mosquito, pero no sabemos qué buscan los *hematozoarios del paludis-*

mo al invadir periódicamente en las fiebres regulares, cotidianas, tercianas etc., el torrente circulatorio.

¿Buscarán igualmente alguna salida al exterior por los emuntorios naturales del organismo ó mediante algun otro parásito, de organización análoga ó superior á la de los culícidos, que aún no conocemos?

¿Ó se tratará de simples fenómenos vitales peculiares á éstos microorganismos, que como los de la fiebre recurrente no entran en actividad sinó á intérvalos regulares? Todas estas son cuestiones de imposible resolución en el estado actual de la ciencia sobre el particular.

Laveran ha procurado explicar la falta de los hematozoarios en los períodos de remisión y la regularidad de la intermitencia febril á la vez, diciendo que durante el paroxismo provocado por la invasión de parásitos á todo el torrente circulatorio, estos serían destruidos en su mayor parte por la acción de los fagocitos sanguíneos y que los pocos sobrevivientes se reconcentrarían buscando refugio al bazo y otros órganos donde se multiplicarían con mayor ó menor rapidez en los intérvalos de apirexia para invadir nuevamente la circulación general y dar á la fiebre el tipo ‘cotidiano, terciano ú otro cualquiera.

Esta ingeniosa teoría que puede bastar para comprender porqué desaparecen los hematozoarios de la circulación periférica despues de pasado el ataque de fiebre, no es suficiente á explicar la razon de la salida de los parásitos á intérvalos regulares y

en busca de qué objetivo, del interior de las vísceras donde habían buscado un asilo salvador.

Análogas dificultades asaltan al espíritu cuando
se desea alcanzar la razón por la cual se vé algunas veces cambiar de tipo á la fiebre pasando de
terciana á cotidiana y vice versa; ¿será que el poder reproductor de los hematozoarios se aumenta ó
disminuye en cada uno de estos casos?

¿Y porqué en otros sujetos este mismo parásito
dá orígen á una fiebre contínua ó irregular? Se
multiplicará también de una manera continua ó
irregular para invadir incesantemente ó á intérvalos irregulares la circulación general? ¿O podría
hacerse extensivo á la intermitencia del *chucho*, la
teoría ideada por Chamberland para explicar la intermitencia de la fiebre recurrente?

Sin detenernos más á examinar teorías, diremos
que lo que hoy hay de verdad bien adquirida, es
que los hematozoarios, ya sea reproduciéndose por
generaciones sucesivas ó reconcentrándose tan solo
en ciertas vísceras, se difunden á intérvalos regulares por el torrente circulatorio y ocasionan paroxismos febriles de intensidad variable, como lo
acreditan centenares de observaciones.

Cuando se examina la sangre de una persona
aparentemente sana y se reconoce la presencia de
los hematozoarios en cierta abundancia, puede
predecirse la inminencia de un ataque de *chucho*,
pues es sabido que al iniciarse los escalofríos es
cuando la sangre contiene mayor número de parásitos, como que el frío inicial de estas fiebres no es

más que un fenómeno nervioso determinado por la presencia de los hematozoarios en el aparato de inervación.

Al escalofrío que es ante todo un fenómeno subjetivo, pues al lijero enfriamiento que se nota en la punta de la nariz y extremidades de los pies y manos acompaña una elevación de temperatura bien acentuada que contrasta grandemente con la sensación de frío que obliga al paciente á pedir abrigo con insistencia, sucede el período francamente febril, cuando la respiración se hace amplia y regular, el pulso lleno y frecuente, la piel seca y quemante, y la fisonomía de pálida y asustadiza se vuelve encendida y animada. Esta rápida hipertermia se explica fácilmente por la irritación que los hematozoarios determinan en la médula espinal, y es así, como vemos coincidir el frio inicial del acceso con una marcada elevación de temperatura.

Desde el año 1851 ya habían presentido algunos médicos el rol importante que juega la médula en estos fenómenos febriles, aunque estaban muy distantes de sospechar la causa íntima. Así, encontramos en la obra de Griesinger el relato de una observación muy curiosa hecha por Knopp en un sujeto atacado de paraplejia completa del movimiento y sensibilidad consecutiva á la fractura de la duodécima vértebra dorsal y que fué invadido por la malaria; las extremidades paralizadas no sufrieron lo más mínimo, parecían inmunes al paludismo, mientras que las anteriores y tronco del cuerpo experimentaron todas las faces del paróxismo febril, escalofríos, período

de calor y sudación. La ingerencia pues del sistema nervioso en la patogenia de los accidentes y
evolución de las formas clínicas de la malaria es indudable, como ya lo presentían y aceptaban los clínicos de mediados de este siglo.

No es indiferente en manera alguna la constitución individual. El sistema nervioso no reacciona
de idéntica manera en distintas personas.

Un sugeto bien constituido y robusto que llega á
contraer el paludismo, necesariamente su sistema
nervioso reaccionará con violencia y tendremos una
fiebre cotidiana ó continua tal vez.

Si se trata de habitantes de las zonas palustres
ó de personas débiles recien llegadas á las mismas
y que adquieren la enfermedad reinante, es muy
probable que la intensidad de la reacción que despierta sea mucho menor, produciéndose una terciana débil ó cuartana.

La repetición de las irritaciones concluyen también por acostumbrar el sistema nervioso, siendo
por esto muy común ver que el escalofrío infaltable
en toda fiebre de primera invasión, desaparece
hasta por completo en las fiebres de recidiva, esta-
bleciéndose una verdadera tolerancia nerviosa.

Por la falta del frío inicial se encuentran muchos
sugetos abandonados que sufren de paludismo crónico sin saber que tienen fiebre, pues el calor que notan lo atribuyen al de la temperatura del día.

En diferentes síntomas nerviosos tales como las
neuralgias del quinto par y especialmente de las
ramas supra é infraorbitarias, en la raquialgia, neu-

ralgias intercostales, cefalalgias etc., encontramos á los hematozoarios jugando el principal rol patogénico dentro de los capilares que riegan los centros cerebro-espinales.

El tan común dolor á la nuca de que se quejan nuestros chuchentos del Norte y que á veces precede y acompaña en toda su duración al acceso febril, es debido á una neuralgia de alguno de los nervios espinales determinada por la irritación de los hematozoarios.

Esta acción irritativa de los parásitos sobre los centros nerviosos llega á ser tan pronunciada que imprime el tipo clínico á la fiebre. Así se explica que uno de los accidentes perniciosos más graves capaces de complicar el paludismo sean los de origen cerebral: convulsiones, delirio y en algunos casos más peligrosos aún, hasta el coma mismo, que suele poner fin á tan serias como fatales complicaciones.

CAPITULO IV

—

TRATAMIENTO PROFILÁCTICO

§ I

Importancia y división del tratamiento profi-láctico

Es más fácil, sabio y humano evitar los males, que ensayar curarlos cuando se han producido. La profilaxia es la ciencia del porvenir y todos nues-tros esfuerzos deben tender á imprimirle mayor vuelo.

Su importancia es de tal magnitud que varios estados tienen íntimamente ligado á ella el secreto de su engrandecimiento futuro.

El tratamiento profiláctico tiende á evitar la en-fermedad y por lo tanto á desterrar el paludismo de sus dominios; he ahí su trascendental impor-tancia.

Una gran parte de los territorios más fértiles de la República están dominados por la endemia palus-tra y por lo tanto tienen las puertas cerradas al principal y más activo factor de su riqueza: á la inmigración.

El hombre no dirije voluntariamente su paso hacia las regiones donde sabe que existen gérmenes permanentes de infección y de muerte, sean cuales fueren los halagos de fortuna con que se le brinde.

Es por esto que los gobiernos de las provincias donde reina la fiebre intermitente ó *chucho*, tienen la obligación de prestar oidos á la voz de los higienistas y convencerse de que la mejor manera de fomentar la inmigración que tanto necesitan, consiste en sanear sus comarcas insalubres.

Todos los gobiernos del mundo por su propio interés de conservación y sin pensar en establecer corriente inmigratoria han dispensado preferente atención á esta clase de cuestiones de higiene pública; solo nosotros nos distinguimos por una apatía injustificable en toda época y especialmente ahora que nos empeñamos en poblar vastas é incultas campañas.

El paludismo como toda endemia concluye por degenerar la especie humana y crear un terreno propicio á la germinación de cualquier otro padecimiento intercurrente, y de aquí que una de las principales preocupaciones de todo estadista debe ser el estudio de los medios profilácticos que aseguren la vida fisiológica á las generaciones presentes y eviten la degeneración de las venideras.

Hemos podido observar en nosotros mismos la acción enervante del *chucho* tanto en el sér físico como en la entidad moral; el cuerpo se aplasta y el espíritu se quiebra, desapareciendo hasta la noción de la actividad. El sistema muscular rehusa obedecer los mandatos del cerebro, y este siente pereza en repetir la 'orden, de allí que los chuchentos opten por la inacción y dejen correr las horas en el indiferentismo más grande y acentuado.

Cuando se llega á cualquiera de nuestras pequeñas poblaciones donde el paludismo tiene sentados sus reales dominios, llama la atención desde luego la facies amarillo-terroso de sus moradores; no se ven ejemplares del temperamento sanguíneo.

Si se les llama, se aproximan con la misma indolente lentitud con que ejecutan todos los actos de la vida. La inteligencia parece constantemente dormida y la palabra que traduce el pensamiento, demuestra con su proverbial lentitud que ni una ni otra se dan prisa en manifestarse.

Hay en los pobres chuchentos un estado de enflaquecimiento y debilidad general tal, que la característica de su existencia, es la apatía más completa por todo cuanto les rodea.

El hombre y los pueblos en estas condiciones morbosas, no tienen actividad cerebral ni iniciativa alguna, carecen de la organización necesaria para los trabajos corporales de cierta duración y se encuentran inhabilitados para servirse á sí mismos y con mayor razón para perpetuar una generación que no sea de degenerados.

Hay gentes que pasan la vida luchando entre la salud y la enfermedad, en ese estado característico del paludismo crónico en que el organismo se deteriora y carcome incesantemente como las viejas naves que permanecen estacionadas sufriendo las influencias del medio donde yacen, y en que el hombre privado de aspiraciones, sin apego á las cosas que lo rodean, alternando entre las privaciones y los sufrimientos aparejados á su estado, llegan á renegar de una existencia tan precaria y miserable, que no les permite alimentar otra esperanza que la de perderla cuanto antes.

Cuando se reflexiona y piensa que en esa triste situación pasan la vida centenares y miles de semejantes y que es relativamente fácil cambiar en la actualidad las condiciones del medio que los diezma y degenera, no se puede menos que propalar y difundir á todos vientos los procedimientos que por humanidad y hasta egoismo, debían practicarse á título profiláctico por gobernantes y gobernados en los países donde sea endémico el paludismo.

Dividiremos el estudio del tratamiento profiláctico en tres artículos: profilaxia del terreno, profilaxia individual y provisión de aguas corrientes á las ciudades de endemias, que sin duda es la medida de mayor importancia preservativa cuando se plantéa en debida forma para los centros de población establecidos ó rodeados por zonas palustres.

Este estudio será hecho con especialidad para las provincias de Tucumán, Salta y Jujuy que son en la actualidad las verdaderamente palúdicas de la República y procuraremos insistir tan solo en las medidas y procedimientos que el conocimiento del terreno y necesidades de las localidades indiquen como más prácticos.

§ II

Profilaxia del terreno

Siendo el suelo la verdadera incubadora de los elementos morbígenos que determinan el *chucho*, es allí en su misma cuna de orígen, donde debe ata·cárselo con mayor energía.

Ya queda demostrado en el capítulo tercero que la génesis de las fiebres intermitentes, reclama la acción conjunta de tres factores, calor, agua y tierra vegetal que son el *sine qua non* de la malaria.

Si por un procedimiento mecánico ó de cualquier otra manera se hace desaparecer uno de aquellos elementos, el paludismo queda suprimido. Desgraciadamente en la práctica no siempre es dado llegar á conclusiones tan absolutas, porque no en todas partes el hombre puede hacer. desaparecer alguno de los tres factores de esta ecuación.

El calor atmosférico no podemos modificarlo, el paludismo elije preferentemente los países y estacio·nes cálidas para aparecer, igual cosa acontece con la tierra humífera que por otra parte no estaría en los intereses del hombre procurar destruir, queda tan solo el agua como único medio sobre el cual nos es dado actuar.

Las lluvias son torrenciales y frecuentes en nues·tras provincias del Norte y en la generalidad de los climas tropicales, lo que dá por resultado que la tier-ra permanezca constantemente humedecida y tam-bién la formación de pequeñas represas y lagunas en las depresiones del terreno.

Hoy está perfectamente averiguado que no son las grandes masas de aguas estancadas las perjudicia-les á la salud, sinó los bañados, esteros y pequeñas lagunas susceptibles de agotarse por los calores del estío. Es, por lo tanto, sobre ellos que deberán adop-tarse las medidas profilácticas del terreno.

Desde tiempo de Sydenham, que hizo desapare-cer las fiebres que azotaban á Lóndres agotando para siempre algunas lagunas que había en las in-mediaciones de la gran ciudad, es conocida la acción funesta ejercida por esas masas de agua suscepti-bles de agotarse en el verano y restablecerse al-ternativamente con las lluvias de la misma es-tación.

Una lagunilla que se deseca en el verano, es mil veces más peligrosa que una gran laguna de aguas estables.

La primera precaución á tomar en los países de endemia, es por lo tanto asegurar la fácil salida á las aguas detenidas y evitar la estancación de las pluviales en el verano.

El agotamiento de las lagunas ha de ser completo y hecho en tales condiciones que aseguren su dura-bilidad.

Los procedimientos seguidos para alcanzar este objeto han recibido el nombre de *drenajes* y los hay de varios sistemas. El drenaje que podemos llamar tubular, consiste en una red de tubos porosos que, colocados á cierta profundidad del suelo, permiten la fácil salida del agua y el desecamiento consecutivo del terreno.

Este sistema por su costo, no es aplicable sinó á los centros de población ó propiedades urbanas de mucho valor. Tiene especial indicación en ciudades, como Salta, sumamente húmedas á causa de tener la primer capa de agua á un metro de la superficie del suelo, y aún menos en ciertos barrios, al paso que en la campaña no podrá empleársele nunca.

El otro sistema más económico es el *drenaje* por medio de canales á cielo abierto. Es el único que puede ponerse en práctica en un país como el nuestro donde existen grandes zonas dominadas por el paludismo.

Consiste este en la apertura de canales descubiertos, y con capacidad apropiada á la masa líquida que deben conducir, destinados á recojer el agua de estanques, bañados y lagunas, y darle fácil salida al río más inmediato, si es que la topografía, con frecuencia accidentada del terreno, no permite destinarla á la irrigación.

Cuando se quieran desecar bañados, esteros y lagunas de cierta extensión, aconsejan los peritos en la materia no limitarse á la construcción de un solo conducto central que recorra la parte de más bajo nivel de la comarca ó región cenagosa, sinó abrir á la vez á distancia conveniente otros canales de menor capacidad que marchen paralelamente entre ellos y perpendicularmente al conducto principal. El objeto de estas nuevas sangrías es agotar todas las pequeñas masas de aguas estancadas que no puede unir el canal central, y facilitar á la vez el desecamiento del terreno que se halla verdaderamente impregnado de agua.

Al cabo de poco tiempo, la red de canales descrita concluye por retirar el exceso de líquido al suelo dejándolo en condiciones de ser aprovechado por la agricultura, pues, como se sabe, no hay tierra más fértil que la que forma el bajo fondo ó limo de las aguas detenidas. Es así como el hombre puede cosechar abundantes mieses y frutos, en los mismos sitios donde antes no se recogían más que gérmenes de enfermedad.

Existen terrenos que, sin tener lagunas, no es posible dedicarlos á la agricultura por el exceso de agua que les quita consistencia volviéndolos cenagosos, ejemplos los del *Campo Redondo* y *Manantial* en Tucumán, en varios puntos de Metán y Rosario de la Frontera en Salta; basta en ellos abrir canales de drenaje que sigan el desnivel del terreno hasta un arroyo ó río inmediato que por allí no falta, para cambiar favorablemente sus condiciones.

Este sistema de drenaje, que venimos recomendando desde años atrás, ya ha tenido sus éxitos felices en Tucumán.

Se ha puesto en práctica en los ingenios azucareros de San Pablo y de la Reducción, departamento de Famaillá, dos valiosos establecimientos que dándole un golpe de maza al *chucko* que hacía verdaderos estragos en las peonadas, han conquistado á la vez buenas zonas de campos donde hoy prospera la caña de azúcar.

Análogos éxitos se obtuvieron por otros industriales inteligentes en Malvinas y en el Manantial; pero aún queda bastante por hacerse.

Cuando se resuelva emprender obras de saneamiento como las que nos ocupan, deberán elejirse estaciones y meses determinados, tomando precauciones ineludibles, si no se quiere correr los riesgos de un fracaso casi seguro.

En tésis general ninguna de estas obras debe principiarse en el verano, por que el resultado inmediato suele ser contraproducente.

Al desecarse los bañados y lagunas, la endemia recrudece y toma la forma epidémica, no dejando ni un solo operario en pié.

En nuestra obra sobre la Geografía Médica del Paludismo en la República Argentina, queda probado que los meses de mayor desenvolvimiento de la endemia son para las provincias del Norte los que corren de Diciembre á Marzo. En este cuatrimestre están absolutamente contraindicadas las obras de saneamiento, y la prudencia aconseja postergar aún su comienzo, hasta Junio.

Las obras serán proyectadas por secciones y de tal manera que la terminación tenga lugar dentro de los cinco meses que corren de Junio á Octubre inclusive, pues solo así se conseguirá, que los calores estivales encuentren el lecho de las lagunas completamente seco, y alejar los peligros reales que los operarios y habitantes circunvecinos correrían.

Siempre que la premura del tiempo haga imposible la terminación de las obras de saneamiento en un solo año, deberán suspenderse los trabajos en el mes de Noviembre para reanudarlos en el invierno próximo.

No obstante que la ejecución de estos trabajos se llevase á cabo en la buena estación, conviene siempre aconsejar ciertas medidas higiénicas para los operarios qne tendrán necesariamente que pasar varios meses en un medio poco favorable.

En primer lugar se prohibirá en absoluto el uso de las aguas estancadas para bebida diaria. Esta se debe procurar de algún río ó manantial inmediato, y si no lo hubiera, el agua será hervida previamente, á fin de hacer desaparecer por el calórico los numerosos microorganismos que tiene en suspensión, y, recién entregada al consumo.

Un modo fácil y agradable de calmar la sed, consiste en tomar infusiones de té ó yerba-mate preparadas en jarros, como suelen hacerlo nuestros paisanos en campaña, para suplir la falta del tradicional *mate*. Estas infusiones son baratas y al alcance de los obreros y deberían constituir la bebida habitual, pues llena el doble objeto de ser una medida preservativa y de tener las propiedades de toda infusión aromática.

El campamento ó sitio destinado á pernoctar, se establecerá á la mayor distancia posible de los trabajos de saneamiento, eligiendo, si la configuración del terreno lo permite, alguna prominencia ó elevación del mismo. Siempre que exista alguna villa ó población inmediata, lo mejor será retirarse á pasar la noche en ella, para regresar al día siguiente á proseguir las obras de drenaje, como lo hacían los trapistas en Italia cuando se preocupaban de sanear los alrededores del temible convento de la *Tomba*, por medio de las plantaciones de eucaliptus.

La alimentación tiene gran importancia: deberá ser abundante y reconstituyente, pues el organismo resiste tanto mejor en la lucha diaria contra los agentes morbosos, cuanto más bien nutrido se halla.

El uso del vino se recomienda en primer término, pero, desgraciadamente, sabemos que no lo darán al peón, por su alto precio. Más fácil es que le proporcionen bebidas alcohólicas, las que no sentarán mal siempre que no se pase de un límite prudente.

Cuando alguna de estas obras de saneamiento fuera inevitable practicar en la estación endemo-epidémica de las fiebres, á más de las precauciones ya aconsejadas, se administrará diariamente, y á título profiláctico, unos treinta ó cuarenta centígramos de sulfato de quinina, que es el preparado más barato, disuelto en vino ó café. El uso del vino, y sobre todo mezclado con quina tiene acá mayor indicación aún.

Finalmente para efectuar estas obras de saneamiento, se preferirá á los peones nativos sobre los extranjeros y procedentes de otras provincias no palúdicas, por cuanto la experiencia enseña que los hijos del país tienen mayor tolerancia á la infección malárica, que los recién llegados.

A más de los sistemas de drenaje ya descritos

contamos con otro poderoso medio para efectuar la profilaxia del terreno que obra á la manera de una *red de drenajes capilares* muy activa.

Nos referimos á la desecación del terreno obtenida por las plantaciones de árboles, y especialmente de eucaliptus.

Todos los vegetales absorben una proporción más ó menos crecida de agua por intermedio de sus radículas, pero ninguno tiene, como estos magníficos representantes de la flora australiana, un poder de absorción tan extraordinario.

En el terreno que sustenta eucaliptus, no se nota agua detenida y en varios metros á la redonda del tronco de cada árbol, no vive ningún pasto por falta completa de humedad.

Entre las numerosas especies de eucaliptus (que pasan de 150), hay algunas que se recomiendan especialmente por la bondad de su madera resinosa, otras por los principios aromáticos de la corteza y hojas, otras por las propiedades astringentes que las hace usar como un buen curtiente, y finalmente, otras que dado su rápido crecimiento y extraordinario poder absorbente, son las más indicadas para secar los terrenos húmedos y bañados.

Entre estas encuéntranse el *eucalyptus glóbulos* y *longifolia*, de los cuales ya existen bastantes ejemplares en el país, pero no todos los que son necesarios.

Según Hardy, estas especies de eucaliptus pueden, en los climas apropiados, alcanzar un crecimiento hasta de seis metros por estación, desarrollo increible al parecer, pero que él afirma haberlo observado en el jardin de Hamma de Argel.

Por nuestra parte, haciendo propaganda con la pluma y con los hechos, hemos cultivado muchos centenares de ambas especies en la provincia de Tucumán, que hoy ya son árboles de gran talla, y si bien no se ha notado nada semejante á la observación de Hardy, es fuera de toda duda que su crecimiento, que puede llamarse vertiginoso, admira y que en el breve tiempo de cinco años puede verse transformado un bañado detestable en un bosque precioso.

Para hacer estos milagros de crecimiento, los eucaliptus necesitan absorber de la tierra gran cantidad de principios nutritivos y mayor aún del agua que les sirve de vehículo.

Después de una serie de experimentos practicados por Trottier, se ha llegado á demostrar que el poder absorbente del eucaliptus es igual á *tres veces su peso de agua* en las doce horas del día tan solo.

En Australia, el país clásico de los eucaliptus, no se encuentran lugares cenagosos ni aguas estancadas donde hay cierta cantidad de estos árboles, como no se observan las fiebres tan comunes y graves en otras comarcas donde falta este elemento de salubrificación.

¿Cómo sanean las plantaciones de eucaliptus? Son los principios aromáticos desprendidos de sus hojas, los que embalsamando el aire, lo purifican al destruir los elementos morbosos que contiene?

Esta última era la creencia dominante antes que

se descubriera la verdadera causa patogénica de la malaria. El hecho de observación capital, es decir su acción profiláctica, era exacta, variaba tan solo la explicación.

Como antes se aceptaba que la causa del paludismo eran ciertos gases ó malos aires que entraban al organismo por la única vía posible, el pulmón, se dijo los eucaliptus con sus principios alcanforados purifican el aire ambiente y preservan de las fiebres. Es así como Hardy aconsejaba en Argelia, rodear las casas de plantaciones de eucaliptus, á fin de crear verdaderas murallas contra el paludismo.

Sin negar la facultad preciosa que tienen estos árboles de embalsamar la atmósfera con la gran cantidad de esencias que exhalan sus hojas, creemos que el modo de acción más importante y hasta indiscutible en el saneamiento de las zonas palustres hay que buscarlo más que en sus hojas en las raices.

Ya se ha dicho que la humedad en las capas superficiales del terreno, constituye uno de los factores indispensables en la génesis del *chucho*. Pues bién, si las raices de los eucaliptus, que se extienden á distancias enormes, quitan á la tierra el exceso de humedad, es decir que la drenan, el *chucho*, falto de medios apropiados de vida, desaparece.

No existe un sistema más perfecto de drenaje que el que hace la naturaleza misma por intermedio de los vegetales. Cada árbol en su mitad subterránea constituye un sistema de drenaje capilar, tan perfecto é inteligente que escudriña y busca por todos los sitios donde hay humedad ó exceso de agua, para sustraerla.

Asi también se explica como tiene razón de ser la antigua teoría de L. Colin fundada en la potencia vegetativa de la tierra.

Era exacto lo dicho por él, en cuanto se refería al hecho de observación de que las plantaciones y agricultura en general saneaban las localidades desterrando las fiebres; pero no porque disminuyera ó se aprovechara con los procedimientos agrícolas, la potencia vegetativa de la tierra, sinó porque las plantaciones drenan como los eucaliptus los terrenos donde se establecen.

Así se vé en tierras vírgenes, recién desmontadas, y por lo tanto muy húmedas, que si se establece en ellas cualquier clase de cultivo, pronto reclaman riego y lo que es más concluyente aún, por cuanto demuestra que el saneamiento por medio de los cultivos es debido al drenaje del terreno, que plantaciones como las del arroz que reclaman una cantidad de agua permanente en el verano, mantenida regularmente por el riego artificial á fin de que no sequen la tierra, lejos de salubrificar, crean una fuente de infección permanente, aunque los cultivos se repitan año tras año y se agote la potencia vegetativa de esos campos.

Volviendo á las plantaciones de eucaliptus, y para terminar con lo relativo á la profilaxia del terreno, diremos que en las zonas paludosas, tan estendidas en las provincias del interior, el principal ornato de toda propiedad rural, debe ser el eucaliptus dispuesto formando calles ó limitando las propiedades, de manera que á la vez que pone secos y consistentes los caminos, embellece y dá sombra al viandante que tanto la necesita en los climas cálidos.

Pero donde mayor indicacion llena esta clase de plantaciones, es en los terrenos bajos y anegadizos en los bañados y esteros, y donde quiera que haya exceso de humedad en el suelo.

Con un gasto pequeño y destinado á reportar grandes beneficios pecuniarios é higiénicos, se consigue transformar bañados y ciénegos pestíferos donde no nace para el hombre sino gérmenes de infección, en bosques perfumados, que, á más de conservarnos la salud, ofrecen á las industrias los múltiples productos que guardan las hojas, corteza, tallo y ramas de los eucaliptus.

Para mayores pormenores sobre los varios puntos tocados en el presente artículo, recomendamos el capítulo VII de nuestra primer obra sobre «El Paludismo y su Geografía Médica en la República Argentina.»

§ III

Profilaxia individual

En la actualidad es fácil munir á los que necesariamente tienen que pasar ó permanecer en paises de fiebre, de ciertos preceptos que los pongan á salvo de la endemia.

En casi todas las zonas palustres del mundo, existen ciertos meses del año, los de verano, que corresponden á la estación endemo-epidémica; en ella tan sólo se observan las fiebres de primera invasión, y es la verdaderamente peligrosa, mientras que en el invierno, el paludismo se aletarga é inverna, de tal manera que las fiebres observadas entonces, son simples recaídas de una infección adquirida en el verano y que fué mal curada.

En Argelia é Italia, por ejemplo, la buena estación se halla comprendida en los meses que corren de Diciembre á Mayo, siendo muy peligroso por lo insalubre el semestre restante.

Entre nosotros sucede todo lo contrario, como que vivimos en otro mundo; el período endemo-epidémico principia en Diciembre para terminar en Mayo.

Siempre pues, que el viajero disponga libremente de su tiempo, elejirá para recorrer y visitar las provincias de Tucumán, Salta y Jujuy, los meses de Junio, Julio, Agosto, Setiembre y Octubre, época del año en que se puede andar por todas partes, sin el menor peligro del *chucho* y disfrutando de una temperatura agradable por lo templada.

Esta es igualmente la estación que deben elejir los que tengan que establecerse en aquellas provincias, á fin de aclimatarse en la buena estación y prepararse á la del verano.

El departamento del Rosario de la Frontera es uno de los más insalubres de la provincia de Salta; en él existe un establecimiento termal, bien conocido en todo el país á donde concurren todos los años algunos centenares de bañistas, en la temporada que corre en los meses arriba apuntados, y sin embargo nunca se ha visto un caso de *chucho* contraido allí por los bañistas. En el verano hemos visto, por otra parte y mientras lo teníamos bajo nuestra dirección, que ni un solo operario ni empleado escapaba á la endemia reinante en todo el departamento.

Cuando no sea posible elejir estación, tanto el simple viajero, como el que ha de permanecer y radicarse en las comarcas palustres, observará los siguientes preceptos.

Teniendo siempre presente que una de las principales vías de entrada al organismo del hematozoario palustre es la gástrica, no se beberá agua de procedencia dudosa sin antes filtrarla bien ó hervirla lo que suele ser más fácil y seguro.

Con los fuertes calores se despierta una sed viva, y por desgracia lo general es que la clase de agua sea mala, razón por la cual deben preferirse las aguas minerales, la cerveza ó infusiones aromáticas de té, café, mate, yerba buena, etc. en que el agua se ha esterilizado por la ebullición sufrida préviamente.

Se elejirá de preferencia para residir los centros de población más importantes por estar probado que el *chucho* huye de las ciudades como la barbarie de la civilización, y en las ciudades mismas son preferibles los barrios elevados, secos y bien pavimentados, de manera que no se vean charcos de agua descompuesta en la vía pública, hecho lamentablemente frecuentes en los suburbios de nuestras ciudades palustres.

Así la ciudad de Tucumán en el centro y en toda

la parte alta, es respetada por las fiebres palustres, pero en la población que corre al este, hasta el río Sali, ocupando toda la extensión conocida por *el bajo*, aparecen todos los veranos un cierto número de casos de fiebre de primera invasión.

Análogas observaciones se han hecho en Roma, Argelia y Australia, donde refieren que en los barrios más poblados las casas protegiéndose las unas á las otras, crearan cierta inmunidad á sus moradores, pero es sin duda la acción benéfica de las mejores condiciones higiénicas en que vive la población acomodada del centro, con relación á la trabajadora y proletaria que ocupa los suburbios.

Cuando no se puede menos que vivir en la campaña, se pondrá especial cuidado en la elección del sitio donde se deben edificar las habitaciones, que son las protectoras nocturnas de las fiebres.

En tesis general, se elejirá el punto más elevado de la comarca ó propiedad rural y lo más distante posible de los bañados, esteros, lagunas etc., si existen.

Si la zona es muy insaluble, la prudencia aconseja retirarse á pernoctar á la población más vecina ó á un sitio elevado de mejores condiciones higiénicas.

Mucho se ha insistido sobre la clase de ropa que deberá usarse en los paises febrífugos dando la preferencia á la franela sobre el hilo, por cuanto ella evita los enfriamientos rápidos á que se atribuia en otras épocas una acción determinante en las manifestaciones palustres.

Con los conocimientos actuales, estas cuestiones han perdido toda su importancia. Nada tenemos que ver con el frío ni los enfriamientos rápidos, desde que sabemos cuál es la verdadera patogenia de las intermitentes.

En nuestro concepto y para nuestro clima, cuya temperatura media no pasa de 22° centig. en las regiones más palustres, debe llevarse la ropa con que se traspire y sienta menos calor, y en tal concepto, preferimos los trajes de hilo sobre los muy abrigados de lana.

En los climas cálidos no hay que temer el frío sinó el calor, pués no es el descenso térmico sino el ascenso al organismo de los hematozoarios los que determinan el *chucho*.

El calor tropical constituye por sí solo una causa de debilitación que pone al organismo en mejores condiciones de receptividad morbosa, para que aún acentuemos esa predisposición con las abundantes traspiraciones que determinan los trajes de lana.

En los departamentos insalubres no es conveniente pernoctar al aire libre, porque con el fresco de la madrugada descienden de la atmósfera millares de esporos y gérmenes de todas clases, levantados de la tierra en las horas de sol, que penetran al organismo por la via respiratoria, creando así una causa cierta de enfermedad.

Las alturas ponen á salvo del peligro apuntado. Conócese desde muy atrás que basta una elevación de 400 metros por sobre el nivel de los focos de infección para hallarse á salvo de las fiebres, lo que prueba que los esporos y gérmenes morbígenos de que hablábamos hace un momento son una rea lidad y un peligro, y que no se elevan en la atmós fera más allá de cierto límite.

En la mayoría de los países de endemia, existen regiones montañosas completamente respetadas por la malaria.

En el nuestro son innumerables los parajes, que po dríamos mencionar como dotados de esta virtud y en los que puede decirse que la naturaleza ha puesto el remedio al lado del mal, pues basta re currir á ellos para obtener con el tratamiento espe cífico, y á veces sin él un éxito completo.

Contamos con los renombrados valles de Tafí en Tucumán, con los Calchaquíes en Salta y los en cumbrados de la Puna en Jujuy, cuya altura media oscila entre 1500 y 3000 metros sobre el nivel que ocupan los lugares paludosos y donde no se cono ce el *chucho* sino de nombre, ó porque algunos de sus pobladores lo contrajo bajando á las llanuras donde es endémico.

Los focos de infección de nuestras provincias se hallan: en la de Tucumán, próximamente á una cifra media de 450 metros sobre el nivel del mar; en la de Salta, llegan desde esta cifra hasta 1000 y 1200 metros; y en Jujuy hasta 1235 metros.

Entre las poblaciones que por su altura convier ten los rigores del verano en templada primavera y son por su salubridad verdaderos sanatorios, men cionaremos en Tucuman á Colalao del Valle fundado á 1700 metros sobre el nivel del mar; á Quilmes sobre 1755 metros; Encalilla, Amaicha y varias otras villas situadas en los valles de Tafí. Salta cuenta con las importantes poblaciones de Cafayata á 1650 metros de elevación; Tolombon á 1600, San Cárlos, Poma, Payogasta y Cachi á 3000 metros, todas preciosas villas de montaña dotadas de todos los atractivos de la naturaleza y con el más inestimable aún de su clima benigno, seco y saludable.

La apartada Jujuy tiene también sus pintorescas posiciones en los contrafuertes andinos, donde el viajero llega con dificultad y el *chucho* no alcanza jamás. Hay villas capitales de departamentos ubicadas desde 1500 metros hasta la respetable altura de 3550 metros sobre el nivel del mar como la de Santa Catalina, una de las más importantes situada al Norte y á mayor altitud que tiene la República Argentina.

No se necesita recurrir á tan grandes alturas para ponerse fuera del alcance de los intermitentes, pues ya se ha dicho que una elevación de 400 metros por encima del nivel de los focos de infección, es bastante. Hay que tener muy presente esta última circunstancia pues parecería una contradición que ciudades como Salta y Jujuy sufran la acción perniciosa del *chucho*, cuando se encuentran fundadas en valles cuya altura es de 1200 y 1235 metros sobre el mar.

Análogas observaciones se han llevado á cabo en otras naciones. Asi Libermam y Coindet han visto en Méjico las múltiples manifestaciones del paludismo á más de 2200 metros de elevación determinados por lagunas y otros focos de insalubridad existentes á la misma altura; al paso que en Italia, Albano Frascati, con tan solo una elevación de 390 metros sobre el mar permanece respetado de las fiebres que aún flagelan la campaña Romana.

Es en consecuencia la elevación por encima de los terrenos insalubres, la digna de tenerse en cuenta como medida profiláctica del *chucho* y no la altura sobre el nivel del mar.

Los ingleses han fundado en las posiciones que ocupan en las Indias Occidentales numerosos establecimientos de sanidad que llaman *sanatorium* y á donde remiten para su curación y restablecimientos á todos los febricientos de las villas de Batavia, Bombay y Calcuta. Estos *sanatorium* de los cuales en la sola presidencia de Calcuta habían seis cuando escribia sus observaciones Miguel Levy, no se levantan más de 700 piés por encima de las regiones palustres, que tienen próximamente el mismo nivel del mar y asi mismo disfrutan de completa inmunidad.

A dichos parajes recurren no solamente los enfermos que son conducidos en cómodas ambulancias, sinó tambien cuanta persona quiere sustraerse á los efectos y peligros de la mala estación.

La envidiable zona montañosa de nuestro país brinda á cada paso con parajes creados al parecer expresamente para servir de residencias veraniegas y de establecimientos de sanidad, pero indudablemente no somos ingleses. El acceso á la inmensa mayoría de las poblaciones de montaña que disfrutan de bien probada salubridad es difícil y hasta peligrosa para el hombre sano, é imposible para quien más lo necesita: para el enfermo.

Si los Gobiernos se preocuparan por lo menos en facilitar la viabilidad y el acceso cómodo para carruajes, lo que no es difícil ni mucho menos imposible, para ciertas villas ó parajes próximos á las llanuras donde reina el *chucho*, pero fuera de su alcance, realizarían una verdadera obra de higiene pública en el sentido doble de la profilaxia y tratamientos, y también de humanidad, á la vez que contribuiria del modo más activo al desenvolvimiento material de una importante zona del país. Nunca se invierten más provechosamente los dineros públicos, que cuando se destinan á facilitar el tráfico mediante buenos caminos.

Antes de ocuparnos de algunos agentes terapéuticos, diremos que un buen consejo profiláctico para los que necesariamente tengan que establecerse en la estación endemo-epidémica, estriba en evitar cuanta causa sea capaz de debilitar el organismo, como fatigas repetidas en el trabajo, trastornos digestivos, abusos sexuales etc., etc., pues no deberá olvidarse que en la economia humana existen normalmente medios de defensa que triunfan contra el mundo de lo invisible siempre que el organismo esté fuerte, pero que tambien sucumbe en la lucha cuando se cuentra dibilitado.

Hemos dejado para el último ocuparnos de la fa. cultad preservativa que desde tiempo atrás, y con juicios diversos se atribuye á la quinina y sus sales.

A priori parece desprenderse que si la **quinina** es el específico maravilloso contra las fiebres palustres, debe también ser el agente profiláctico por excelencia.

Probado, como queda, que dicho alcaloide **mata** en la sangre á los parásitos del chucho, no hay dificultad alguna en que idéntica destrucción **tenga** lugar en el aparato digestivo antes de su paso al torrente circulatorio y los que penetren por la **vía** pulmonar serán extinguidos antes de multiplicarse en su mismo elemento.

Sin embargo, algunas voces respetables y fundadas en hechos de observación, se levantaron contra estas lógicas presunciones de la teoría. Los médicos austriacos que ensayaron este medicamento en las guarniciones militares de Hungría, Pola, Komam, llegaron á negar la acción preservativa de la quinina por los numerosos insucesos que obtuvieron. Pero es de advertir que la dósis de alcaloide administrada por ellos á título profiláctico era de 10 centíg. por día, cantidad á todas luces insuficiente para países de gran insalubridad, como eran aquellos donde se ensayaba.

Sería lo mismo que negar la acción curativa de la quinina, mercurio ó cualquier otro medicamento por los insucesos que se obtengan cuando no se administran á la dósis necesaria.

En contraposición á estas afirmaciones y varias otras que pretendían equiparar los efectos preventivos de la quinina con los obtenidos, según ellos, por las preparaciones arsenicales y extracto de nuez vómica, tenemos numerosas y fidedignas observaciones agenas y propias que evidencian el gran valor de los preparados quínicos en la materia.

Los médicos ingleses y después los norte americanos han sido desde un principio los más entusiastas defensores de las sales de quinina, habiendo conseguido los primeros hacer dictar ordenanzas militares prescribiendo de una manera terminante y severa la forma y dósis á que debía administrarse esta sustancia en las comarcas insalubres.

De las observaciones de Gestin en el continente africano copiamos el siguiente párrafo:

«En Asinia (costa occidental de Africa) los oficiales de la *Penélope* efectuaron una excursión por las costas pantanosas del Tanoé que va á desembocar en el lago Ay; todos habían tomado por precaución el sulfato de quinina; uno solo, el comisario de marina confiándose en su inmunidad habitual, se abstuvo; ocho días más tarde era atacado por violentos accesos de fiebre intermitente biliosa; entre los otros, dos tan solo experimentaron una ligera molestia».

M. Al Breyson dice: «conforme el artículo 9° de las instrucciones dadas á los médicos de marina real, se observan las reglas siguientes: cada vez que, en las regiones tropicales, se envíen hombres á tierra para buscar agua, víveres, y para ser empleados en una labor fatigante; por la mañana en el momento de abandonar el navío y á su regreso por la tarde, el médico administrará á cada uno de ellos una dracma de corteza de quina pulverizada, en medio vaso de vino; después de haber tomado ese medicamento, cada hombre recibe otro medio vaso de vino puro que bebe inmediatamente. Cuando el vino falta á bordo, se le sustituye por *agua de la vida* diluida en agua».

En apoyo de esta medicación refiere el hecho siguiente:

«Veinte marineros y un oficial fueron enviados á Sierra Leona para trabajar durante el dia; á los primeros se les administró la corteza de quina, el oficial rehusó tomarla y fué el único atacado por la fiebre. Más tarde se desprendieron dos chalupas de la Hydra á objeto de explorar las riberas del Serbo; la expedición duró una quincena; cada día los tripulantes tomaban la quina en el vino, de conformidad á las instrucciones recibidas, y ni un solo hombre fué víctima de la insalubridad de aquella región que pasaba por ser la más malsana de la costa. El equipaje de una tercera chalupa, permaneció durante dos dias tan solo, en la misma época y en el mismo paraje; los hombres no tomaron el preservativo, y todos ellos, excepción hecha del oficial que los mandaba, cayeron bajo la acción del paludismo».

En la actualidad hase reemplazado la corteza del Perú por su alcaloide, y es de uso corriente en todos los paises de endemia, ya sea tomar el sulfato de quinina en solución alcohólica como se acostumbra en Africa, mezclándolo con vino ó bien con café, ó bajo la forma de píldoras, cachetes, etc.

A Jilek de Pola tomamos esta otra interesante observación:

Setecientos treinta y seis soldados fueron alojados en un mismo cuartel de una localidad palustre; quinientos de estos tomaron diariamente 10 centig. de quinina, observándose tan solo un 18 % de enfermos con fiebres ligeras, mientras que en los 236 restantes que no tomaron la sal preservadora, subió la proporción de los atacados al 28 %, siendo digno de notarse el mayor grado de algidez que revestía la enfermedad en estos últimos.

Esta cita, á la vez que revela la acción bienhechora del medicamento, corrobora lo que más arriba decíamos con relación á las observaciones de los médicos militares austriacos, y es, que la dósis de 10 centig. diarios es insuficiente en tesis general y que es posible, elevándola dos y tres veces más garantirse por completo contra el paludismo.

Consideramos innecesario multiplicar más los ejemplos que pueden aducirse sobre el particular; por nuestra parte no hemos tenido ni un insuceso cuantas veces se ha recomendado á viajeros y operarios el uso de las sales de quinina, bien es verdad también que siempre las dósis han sido de 20 á 30 centígramos diarios, y algunas veces hasta 40, según los sujetos y el peligro que corrían.

A los adultos no conviene administrar menos de 20 centig. diarios, habiendo ventajas positivas en elevar la dósis á 30 y 40, sobre todo cuando se usa el sulfato de quinina en obreros que deben trabajar en regiones pantanosas ó comarcas reconocidamente mal sanas.

En tesis general, puede darse el clorhidrato de quinina á dósis algo menores que el sulfato; por nuestra parte recomendamos á los viajeros las perlas de clorhidrato de quinina de 10 centig. para tomar tres al dia, mañana, medio día y noche, reservando el sulfato sal menos activa, pero más barata, para cuando se trata de gente pobre y numerosa que hacen un consumo serio, tales son cuadrillas de trabajadores en vías férreas, caminos públicos, tropas, etc.

Para niños menores de 10 años, basta con 10 centig. de clorhidrato por dia, tomados en dos veces, mañana y tarde en píldoras ó café; no tiene ningún inconveniente y lo toleran muy bien.

Como en la mayoria de los padecimientos, los más expuestos á contraer las intermitentes son los hombres de trabajo que á toda hora se encuentran en contacto inmediato con el suelo y bajo la acción de sus desprendimientos y reclaman precauciones más enérgicas, sobre todo los que se dedican al cultivo del arroz en la forma que se practica entre nosotros. No hay uno de este gremio de agricultores que no lleve una vida miserable por causa del *chucho*. El cultivo y cosecha de dicho cereal, tiene lugar en la estación endemo-epidémica y los patrones deberian tener la obligación de dar á sus peones arroceros por lo menos 40 centig. de sulfato de quinina en dos veces, al ir y volver del trabajo, á los que no hubieran tenido *chucho,* que serán rarisimos, salvo de ser recién llegados, y á los demás de

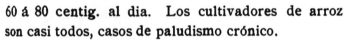

— 173 —

60 á 80 centig. al dia. Los cultivadores de arroz son casi todos, casos de paludismo crónico.

El uso del agua para bebida, sin someterla previamente á la ebullición, debe prohibirse en absoluto para ellos, aconsejándoseles calmar la sed con el mate, jarros de té, caña dulce, naranja, etc., que son sustancias á su alcance y á las que están habituados y que no tienen los peligros de esas aguas infestadas de los arrozales y sus inmediaciones.

CAPITULO V

—

PROFILAXIA DE LAS CIUDADES

§ I

Sistema actual de provisión de agua en las ciudades de Tucumán Salta y Jujuy

Consagramos un capítulo especial á las múltiples cuestiones relacionadas con la provisión de agua potable á las ciudades palustres, porque siempre hemos reputado que la medida profiláctica por excelencia á tomarse en los países de malaria, consiste en la dotación de agua para consumo, insospechable de toda contaminación.

Pasaremos en revista primeramente las diversas y deficientes fuentes de provisión que tienen en la actualidad las ciudades del Norte donde reina endémicamente el *chucho*, para luego detenernos en el estudio de las que deben preferirse y adoptarse.

La ciudad de Tucumán no obstante ser de las más adelantadas y ricas del Norte cuenta aún como sistema de provisión de agua, el primitivo que le legaron sus fundadores como á casi todas la ciudades de la República, es decir agua de pozo, algibe, del Manantial y del río Salí.

El uso del agua de algibe está limitado en el centro de la ciudad á las familias mejor acomodadas quienes la destinan casi exclusivamente para bebida por su sabor más agradable y frescura en el verano, y también, para el lavado de la cabeza y cara pues no corta el jabón como la de pozo.

La clase media y el resto de la población hace un consumo extraordinario del agua de los pozos, satisfaciendo con ella todas las necesidades de la vida diaria. Los pozos, que no faltan en ninguna de las casas ni aún en las provistas de algibes, llegan hasta la primer napa de agua, distante varios metros de la superficie.

Su profundidad varía un tanto en los distintos barrios de la ciudad; al Norte y Oeste que son á la vez las partes más altas, alcanza hasta 20 metros, mientras que al Sud y Este varía de 12 á 15 metros. En el *bajo* antigua playa del río Salí, el agua subterránea se halla á muy poca distancia de la superficie: dos metros próximamente.

Las principales capas terrestres que atraviesan estos pozos son una gruesa capa de humus ó mantillo, otra de espesor mucho mayor y de naturaleza arcillosa y en algunos puntos, una más de sílice y cantos rodados. Las vetas de sustancias calcáreas son de poco espesor y no se encuentran en todas partes.

El agua que proporcionan estos pozos, y especialmente los de la ciudad, es algo salobre al paladar y su crudeza bien pronunciada la debe con particularidad al sulfato y carbonato de cal. La proporción de sustancias minerales es superior á 40 centígramos por litro de agua, y con las materias orgánicas pasará seguramente algo peor, dado la vecindad con el sistema de letrinas que más adelante estudiaremos. Esta clase de agua rechaza el paladar, corta el jabón y deja cierta aspereza sobre la piel.

Los demás pozos que alimentan la población de las quintas y afueras de la ciudad, suministran una clase de agua algo más potable que la de los anteriores. Los principios salinos se encuentran en menor proporción, son más lijeras y de menor crudeza. La materia orgánica si existe será en proporciones infinitesimales, pues por esos sitios y lugares no hay letrinas ni sumideros, efectuándose el retorno de la materia directamente á la superficie libre del suelo.

Mucha gente que no se resigna al sabor poco agradable del agua de los pozos, compra diariamente la que expenden los *aguateros* en grandes pipas montadas sobre ruedas y tiradas por bueyes y que dicen proceder del Manantial. Cuando esta aseveración es exacta, pues que por lo regular venden el agua de los pozos de las quintas, la toman de un pequeño arroyo que corre de Norte á Sud distando legua y media al Oeste de la ciudad.

El agua del Manantial, bajo el punto de vista químico, ofrece indudablemente ventajas muy superiores al agua de los pozos, pero ella corre por un cauce bordeado de mil clases de yerbas silvestres, plantas acuáticas y de árboles en ciertas extensiones, y vá recorriendo zonas donde el paludismo tiene sentado sus reales.

Finalmente una proporción más limitada de los habitantes de la capital bebe el agua del rio Salí. Esta clase de población la podemos llamar horticultora, toma el agua del rio que conducen las acequias y la obtienen directamente del Salí como lo hace toda la población ribereña.

Tales son las cuatro fuentes de provisión de agua que en el dia posee la ciudad de Tucumán; veamos ahora sus inconvenientes.

El agua de algibe, no por venir del cielo es perfectamente pura y buena, en todos los momentos, para el consumo.

Las lluvias que más se repiten durante el verano y en los dias de calor sofocante, cuando la atmósfera rarefacta se enturbia por la gran cantidad de materias orgánicas é inorgánicas que mantiene en suspensión, precipitan sobre el techo de las casas y arrastran hasta los algibes cuanta sustancia encuentran á su paso.

Es tan solo después que el primer chaparrón ha limpiado la atmófera y lavado las azoteas, que el agua llovediza se encuentra en buenas condiciones de potabilidad.

En tesis general el agua de las lluvias es lijera y de escasa mineralización, por lo que se hace muy apropiada al jabonado.

De análisis efectuados por diversos químicos resulta, que estas aguas dan un residuo seco que varia de 0gr.0026 á 0gr.0509 por litro y que entre las sales minerales figuran el sulfato de calcio y de sodio, cloruros como el de sodio potasio y calcio, metaloides como el bromo y iodo y algunas veces cuando se analiza sobre todo la primer agua de las lluvias, granos de polen, esporos, algas, infusorios y partículas minerales de cuarzo, arcilla, sílice, carbón, etc.

En las ciudades eminentemente industriales y manufactureras suelen hacer variar un tanto aquella composición según la naturaleza de sustancia que esparcen en la atmósfera. Así, según los cálculos de Augus Smith, el agua de lluvia en la ciudad de Manchester llegaría á tener hasta un centígramo de ácido sulfúrico por litro, circunstancia que llega á veces á resentir la vegetación misma. El ácido sulfúrico procedería de la combustión de 60 millones de quintales de carbón por año que contienen uno por ciento de azufre y que difunden en el aire cierta cantidad de ácido sulfúrico que oxidándose con lentitud produce aquella sustancia que las lluvias se encargan de precipitar sobre la tierra.

El amoníaco bajo la forma de carbonato es igualmente frecuente encontrarlo, y varias veces se ha calculado en el observatorio de Montsouris que todos los años depositan las lluvias sobre París la cantidad de 12 kilos 77 de amoníaco por hectárea.

Pero no son las sustancias de orígen mineral las que crian inconvenientes más sérios para juzgar de la bondad del agua que nos envian las nubes, sinó las de naturaleza órgánica y organizada.

Pasteur, Klebs y Tyndall han conseguido demostrar por medio de cultivos, que las lluvias arrastran esporos ó corpúsculos figurados con todos los atributos de la vitalidad; luego es de todo punto lógico aceptar que en los países de fiebres, como las provincias que nos ocupan donde la estación de las lluvias coincide con la endemo epidémica, los hematozoarios que pululan en la atmósfera bajo cualquier estado que sea, así como los que hayan sido depositados en las azoteas por los vientos, serán conjuntamente precipitados y conducidos mediante el agua de las lluvias hasta el depósito común algibe ó cisterna, y de allí al aparato digestivo del hombre.

Ordinariamente las familias tienen la buena precaución de no permitir la entrada de la primer agua á los algibes, hasta que se lave bien la azotea y se purifique un tanto la atmósfera; pero también, con bastante frecuencia, los sirvientes se olvidan de interrumpir la comunicación con el algibe al iniciarse la tormenta, ó bien esta tiene lugar á media´ noche, y entonces el lavado de la atmósfera y del techo de las casas, va todo bien mezclado á los algibes.

Asi se explica como no existe uno solo de estos depósitos que no contenga en su taza una respetable cantidad de sedimento limoso compuesto de las sustancias más heterogéneas y que obliga á extraerlo todos los años, so pena de exponerse á la completa descomposición del agua.

Suponiendo bien construidos á los algibes de manera que imposibiliten toda clase de filtración, reclaman para conservar el agua en regulares condiciones de potabilidad, á más de una atención casi imposible con relación á las lluvias, que también aquella sea contínuamente removida y aereada, pues si la quietud se prolonga no tarda en abombarse y volverse intomable.

Los algibes son en todo tiempo un criadero de infusorios y de larvas de mosquito. Si por desgracia hubiera en alguna casa un quilúrico ó un atacado de la elefantiasis de los árabes, no tardaría en contaminarse el agua de los algibes con embriones de *filaria sanguinis hominis* y en tomar esa desastrosa enfermedad un desenvolvimiento epidémico favorecida por los mosquitos y el agua detenida.

La quietud y lenta renovación del agua de los algibes constituye un grave peligro para los casos de epidemia, pues se ha demostrado hoy dia que los bacterios y microbios en general adquieren un desenvolvimiento prodigioso en las aguas detenidas ó de poco movimiento, al paso que los destruye la agitación y rápida corriente.

El Dr. Pehl ha practicado con las aguas del rio Neva que pasa por San Petersburgo las muy interesantes observaciones que van en seguida:

Las aguas de dicho rio tan solo conducen 300 bacterios por centím. cúb., antes de entrar á los canales que las llevan á la ciudad, pero cuando llegan á estos donde la corriente es mucho más lenta, la cifra de los micro-organismos sube á 110,000 por centím. cúb., y en el canal principal donde la corriente guarda un término medio entre la del rio y de los canales secundarios, el cálculo arroja la cifra de 70,000 bacterios por centím. cúb.

Prosiguiendo sus estudios, le llamó mucho la atención de que en las cañerías donde el agua va cubierta y por tubos perfectamente limpios, hubiera mayor cantidad de bacterios que en el río mismo donde se toman y que se halla expuesto á tantas causas de contaminación, y sospechando que quizás la falta de corriente fuera la clave explicativa del fenómeno, practicó la experiencia siguiente:

Tomando el agua de uno de los canales más infectados la elevaba á gran altura mediante una máquina hidráulica apropiada, para luego dejarla correr por una pendiente fuerte é interrumpida en varios puntos por pequeños saltos.

El experimento confirmó las sospechas, pues la diferencia en bacterios que arrojaron los exámenes del agua antes y después de haberla removido por medio del aparato hidráulico, era nada menos que de un noventa por ciento menos de bacterios á favor del agua batida por la mayor corriente.

La quietud que favorece la germinación y desarrollo de infusorios y larvas de insectos, no se opone y antes al contrario constituye un factor poderoso para la multiplicación de los bacterios en el agua de los algibes.

La privación casi absoluta de la luz tan necesaria para activar la reducción de la materia orgánica, es también una circunstancia poco favorable al agua de dichos depósitos.

No obstante los inconvenientes apuntados á esta

clase de provisión de agua, existen muchas ciudades que la tienen y conservan á falta de otra mejor, tales son: Cádiz, Venecia, Constantinopla, varias de nuestras capitales de provincia, Buenos Aires y Montevideo mismo hasta no muchos años atrás.

Entre sus defectos encontramos una sola ventaja positiva y es la de conservarse fresca en el rigor del verano y ser su sabor bastante agradable cuando están bien tenidos los algibes.

Un sistema de provisión de agua como el que nos ocupa y que es aceptable para pequeñas poblaciones que no pueden hacer frente á los gastos que demandan instalaciones y sistemas de otra naturaleza, dejan de serlo volviéndose á todas luces insuficiente cuando la densidad de la población y el hacinamiento crean otros peligros y nuevas necesidades que deben atenderse.

El agua de algibe, aún suponiéndola siempre buena, es á todas luces insuficiente, pues por su cantidad reducida y variabilidad de las lluvias, no es posible destinarla á otro objeto que el de bebida. Los demás usos habituales que necesitan del agua y que se relacionan con los preceptos de la higiene pública y privada, no pueden implantarse. Ni las personas de fortuna podrian bañarse si no contaran con más agua que la de los algibes.

La provisión de agua por medio de pozos es la más primitiva de todas, sin duda alguna. A ella han tenido que recurrir la mayor parte de las poblaciones al principio de su formación, y por cierto que encontraban una buena clase de agua subterránea que desafortunadamente y por las razones que luego se verá ha ido alterándose á medida que las ciudades crecían.

Los pozos de Tucumán hay que considerarlos en cuanto á su ubicación como divididos en dos grandes secciones: los de las quintas y afueras de la ciudad y los del centro.

Los primeros conservan aún la bondad originaria de sus aguas y no tenemos reproche que hacerles, pués si bien tienen alguna mayor proporción de sustancias calcáreas que le dan un sabor característico que no poseen las aguas de arroyos y ríos, son en cambio más frescas en la estación veraniega, y se encuentran garantidas contra toda contaminación.

Con el agua de los pozos de la ciudad pasa todo lo contrario; los detritus de la población la han vuelto impotable. La increible proximidad en que se han colocado los fosos de letrinas y algunos sumideros, á los pozos de balde, crea una causa permanente de infección para el agua de los últimos. Hay pozos que no distan más de tres ó cuatro metros de las letrinas y es raro ver alguno á más de 10 metros. No se adivina, á la verdad, qué criterio ha guiado para aproximar tanto la apertura de dos pozos destinados á objetos tan distintos; no parece sinó que se hubiera pensado arrojar directamente en uno, lo que se saca del otro.

Es sabido que la tierra es un elemento filtrante de primer orden y que puede detener el paso de la materia orgánica hasta la napa de agua subterránea, pero esto sucede cuando tiene un buen espesor la capa terrestre que hace las veces de filtro.

Y como si la proximidad de los fosos no fuera una causa bastante de infección, se han abierto y siguen abriéndose en muchas casas, letrinas que llegan hasta el agua.

Tal es la causa principal de la presencia de la materia orgánica en el agua de los pozos y sus graves peligros para la salud pública en todo tiempo y especialmente en caso de cualquier epidemia.

La mayor mineralización comparativamente al agua de los pozos de las quintas débese probablemente á la pavimentación de las calles que no dejan filtrar el agua de las lluvias llevándolas á éstas fuera de la ciudad.

Chevreul ha comprobado á este respecto lo que bastantes años atrás ya había anticipado Franklind cuando decía:

«Por estar empedrado y cubierto de casas el suelo de las poblaciones, las aguas de las lluvias son conducidas á lo lejos y por consiguiente no penetran en la tierra para remover y purificar los manantiales, y de ahí que cada día adquieren peores condiciones las aguas de los pozos y que terminen por volverse impotables, como lo he visto en las ciudades antiguas».

El uso del agua de los pozos del centro, como bebida usual, debe anatematizarse, por cuanto crea en todo tiempo un peligro inminente contra la salud pública.

La rápida difusión del cólera que diezmó la ciu-

dad de Tucumán en el verano de 1886 á 1887, fué
á no dudarlo favorecida activamente por el deficien-
te sistema de provisión de agua, si es que no fué
su principal y único factor.

El agua del Mantial que los *aguateros* conducen
y reparten en la ciudad es la de mejor clase que
en ella se consume.

Todos los higienistas están acordes en reconocer
que, salvo excepciones, las aguas de fuentes ó manantiales son las mejores para el consumo de las po-
blaciónes.

El agua del Manantial, como la del Ojo de Agua
y tantos otros nacimientos que toman orígen en la
falda oriental de las sierras, no son más que el agua
de las lluvias filtradas por capas terrestres más ó
menos gruesas que corren subterráneamente siguiendo los declives naturales, hasta que en un sitio de
bajo nivel hacen irrupción á la superficie.

Si estas aguas del Manantial no corrieran por una
región de *chucho* y no recibieran el agua de las lluvias que lava los campos por donde pasa, sería
de todo punto irreprochable.

Por otra parte tiene el mismo inconveniente que
la de los algibes, su trasporte es difícil y su cantidad limitada, de manera que no puede satisfacer
todas las necesidades de la higiene urbana y mucho
menos de la pública.

Las aguas del rio Salí son las menos consumidas
por la población de la capital, beben de ella tan
solo los que tienen acequias para el riego de sus

fincas y lo que podemos llamar la población ribereña.

Puras en su orígen, como casi todas las aguas de los ríos que al nacer son simples manantiales ó fuentes si no proceden de la fusión del hielo, van cambiando de composición por los pequeños afluentes que recibe y según la naturaleza de terrenos por donde corren. En el invierno el agua del Salí es bantante limpia, y en el verano también lo es. si las lluvias no se repiten con frecuencia.

Durante el estío que es la época de las fiebres, sus aguas traen en suspensión gran cantidad de arcilla, sílice, materia orgánica y sustancias calcáreas y salinas, estas últimas en menor proporción, todo lo cual las hace poco apropiadas para el uso diario. En los dias de creciente se vuelve de todo punto intomable, si antes no se la filtra.

El río Salí tiene sus nacientes en la vecina provincia de Salta, y fertiliza toda la de Tucumán de norte á sud, recorriendo las llanuras donde es endémico el paludismo, y recibiendo á su paso numerosos afluentes, como que constituye la arteria principal.

La ciudad de Salta bajo el punto de vista de su provísion de agua encuéntrase en idénticas ó peores condiciones que la de Tucumán.

Fundada en la parte norte del grandioso valle de Lerma, á 1200 metros de altura y descansando al pié mismo de la falda occidental del cerro San Bernardo, reune todos los atractivos de una vegetación tropical á las caprichosas perspectivas de los paises de montaña. ¡Qué escentricidades las de la naturaleza! Parece haberse complacido colocando en las aguas del río de Arias que llevan la fertilidad y la vida á los campos que baña y entre las hojas de las gramilla que tapiza de verde claro las lomas y praderas, los gérmenes del *chucho* que minan de continuo la vida del hombre, y amargan su existencia hasta hacer que se mire y recuerde de malgrado una de sus más bellas creaciones.

Salta vive constantemente enferma, y no encuentra, ni en su altitud, ni en la constitución geológica del terreno que la sustenta ni en el agua de consumo, nada que la proteja contra las tercianas.

Esta ciudad tan solo posee actualmente dos fuentes de provisión de agua; los pozos y el río de Arias que la contornea por el norte y oeste corriendo por un plano más elevado.

La constitución geológica del terreno elejido por D. Hernando de Lerma, el fundador de la ciudad de Salta, favorece de un modo increible la contaminación del agua subterránea por los múltiples detritus orgánicos que produce la población.

La primer capa ó corteza terrestre del valle de Lerma, hállase formada de humus; la siguiente de mucho mayor espesor, está constituida por sílice y cantos rodados en gran abundancia, y por debajo de estas dos capas eminentemente porosas, hay otra tercera de todo punto impermeable.

Es de advertir que la veta impermeable no dista en muchos puntos más de 1, 1 $\frac{1}{2}$ y 2 metros de la superficie, de manera que la primer capa de agua se encuentra casi á flor de tierra, haciendo imposible la construcción de algibes, de cimientos algo profundos y en general de toda excavación.

En algunos pozos de Salta el agua puede sacarse directamente con la mano, sin necesitar cadena ni balde y ella proviene seguramente de las filtraciones de las lluvias y quizás también de las del río de Arías que corre á mayor altura y á corta distancia.

En las casas provistas de letrinas, pues hay muchas que no las tienen, los pozos van hasta el agua lo mismo que los sumideros, creando de esta manera una fuente permanente de contaminación para la napa subterránea, y como en más de un sitio se encuentran las letrinas inmediatas á los pozos, es fácil sacar de unos lo que se arrojó en los otros.

Este sistema de provisión de agua es detestable higiénicamente hablando y debería prohibirse en absoluto y con toda severidad.

A más de las letrinas y sumideros, la misma materia orgánica que día á día deposita sobre el suelo la población, es arrastrada por las grietas é intersticios de la tierra hasta la napa de agua tan próxima á la superficie para contribuir á su descomposición.

El río de Arias suministra á los salteños una clase de agua más potable y de cuyo reparto se encargan los *aguateros* como en Tucumán. Sin embargo, no están libres de contaminación pues hay bastante población ribereña, y el argumento de mayor importancia que contra ellos puede formularse, es él de que sus aguas lavan una gran zona de tierras palustres y de que no es difícil la conducción de los gérmenes del *chucho*.

Después, como todos los ríos torrentosos del norte, sus aguas se enturbian con las crecientes originadas por cada tormenta, siendo entonces frecuente ver llevar entre las numerosas partículas minerales que van en suspensión, detritus vegetales y hasta árboles enteros.

La ciudad de Jujuy, la más tropical de la República, se halla fundada en un estrecho, alto y pintoresco valle, y limitada al Norte y Sud por dos ríos que le ofrecen agua abundante y de buena calidad para todas las necesidades higiénicas de sus habitantes.

La lengua de tierra y á manera de península, donde se levanta la capital de la provincia, tiene un nivel de muchos metros por encima del lecho de los ríos Grande y Chico que van á unirse al éste después de haberle recorrido por dos lados opuestos; por consiguiente, el agua de los pozos de la ciudad no procede de la filtración de la de los rios vecinos, sinó de la filtración de las lluvias.

Dos son las fuentes de provisión de agua que tiene esta ciudad, la más elevada del país; los pozos mencionados y el rio Chico que corre por el lado Sud.

La primer napa del subsuelo, dista mucho más de la superficie que en los pozos de Salta; diez á doce metros es su profundidad media. El sabor del agua no es muy salobre y probablemente tiene también menor cantidad de materia orgánica, pues las

letrinas son escasas y la población más esparcida y
sus calles de gran declive, contínuamente lavadas,
no han tenido tiempo, como en las capitales donde
hay verdadero hacinamiento, de contaminar el suelo
y subsuelo de sus fundaciones.

Sin embargo, las letrinas, ó fosos negros, serán
siempre un verdadero y grave peligro para el uso
de esta clase de aguas como bebida.

Las aguas del río Chico son gratas al paladar y
reunen buenas condiciones de potabilidad, cuando
las lavanderas no trabajan en sus orillas.

Como en las otras provincias ya estudiadas, estas
aguas son llevadas á la ciudad por medio de aguadores, con la sola diferencia que los *aguateros* acá
son los mudos cretinos, y que la pipa montada
sobre ruedas, es reemplazada por un gran cántaro
ó barrilito lleno de agua, que llevan en la cabeza.

Para tomar el agua del río Chico en buenas condiciones de pureza hay que ir á buscarla á cierta
altura, pues al frente mismo de la ciudad, la población ó mejor dicho la Municipalidad ha ido depositando, en la playa del río, las basuras del municipio,
consiguiendo con esa medida de imprevisión hacer
nacer un peligro serio para cuantos tengan que
consumir las aguas del río Chico en los distintos
puntos de su curso.

Muy pocos son los consumidores del agua del río
Grande, el más caudaloso de Jujuy, y no por que sea
de mala calidad en todas las épocas del año, sinó por
la mayor dificultad para conducirla, pues sus barrancas encumbradas impiden el fácil acceso y ade-

más por la frecuencia con que la enturbian las crecientes veraniegas.

El Dr. Victor Quintana nos decía el año pasado:
La continua palustre, es decir la forma más grave de
la infección malárica, va tomando mayor frecuencia
en la ciudad de Jujuy, y el verano último hemos
tenido una verdadera epidemia de fiebres contínuas
palustres de aspecto tifóideo, que siempre dan una
mortalidad seria.

Es fácil y lógico presumir que tan graves manifestaciones del impaludismo dependan únicamente
de la mala clase de agua consumida por la población,
pues las demás condiciones climatéricas no han
cambiado.

§ II

Dotación de aguas corrientes á las ciudades palustres.

Acabamos de ver cuáles son en el momento actual
las fuentes de provisión de agua que alimentan las
ciudades del Norte, y de señalar á la vez sus deficiencias y peligros; pasemos ahora á estudiar el
medio de subsanarlas.

Aún en el supuesto caso de que Tucumán, Salta
y Jujuy no representaran grandes centros contínuamente flagclados por el paludismo, que por sí solo
reclama la adopción de enérgicas medidas de hi-

giene pública, bastaría conocer la mala clase de agua y así mismo su insuficiencia para climas cálidos como aquellos, para dotarlas de lo que todo país civilizado debe poseer: de agua potable.

Se trata de países cálidos, con una temperatura media para Tucumán de 20° cent., de 17° 67 para Salta y de 16° para Jujuy, debido á su altitud sobre el mar, donde el agua no debe medirse á fin de que la masa popular adquiera el hábito del baño, de que se rieguen las calles y paseos públicos asentando el polvo y templando un tanto el ambiente abrazador y finalmente para que se haga frente á todas las necesidades urbanas y públicas sin restricciones ni economías mal entendidas.

A estas poblaciones les falta el agua de buena clase para servir de bebida y carecen en absoluto de agua buena ó mala para el baño. Un changador para llenar una tina con agua de pozo, cobra 50 centavos, y se comprende que á este precio no es posible la limpieza corporal en la clase media y gente pobre que es la más numerosa y la que más necesita de esos hábitos higiénicos.

Son ciudades desarmadas é indefensas donde cualquier epidemia se ensaña impunemente. Los habitantes de los países cálidos reclaman una provisión de aguas corrientes tan abundante y buena para vivir sanos, como sus campos y bosques necesitan la frecuente repetición de las lluvias para lucir los esplendores de la flora tropical.

Pero aparte de estas consideraciones, existen otras de capital interés para el higienista. En todo país donde exista alguna enfermedad reinante, su principal preocupación debe ser el estudio de las reglas profilácticas ~~destinadas~~ á combatirla, y nosotros sostenemos que tratándose de la endemia palustre, más que en otra alguna, la medida profiláctica por excelencia, la primera que exije la higiene pública y privada, es la dotación de aguas corrientes tomadas de un sitio insospechable de cualquier contaminación.

No basta hoy, á pesar de su importancia indiscutible, el solo resultado del análisis químico para clasificar de pura y potable el agua de consumo; se necesita también el concurso del análisis bacteriológico y sobre todo la sabia precaución de ir á tomar las aguas en un sitio tal que sea imposible la contaminación por detritus que arroje la población misma, ó por medio de gérmenes morbosos que transporten las aguas de lluvia.

Existe un respetable número de observaciones llevadas á cabo en Europa, Africa, y entre nosotros mismos, que tienden á demostrar que una de las principales vias de entrada al organismo de los *hematozoarios palustres* es la digestiva, por intermedio del agua, observaciones que crean una razón científica de peso, llamada á primar sobre cualquier otra en la elección de las fuentes de provisión de agua á fin de que pueda ser entregada con tranquilidad al consumo de las poblaciones fundadas en zonas maláricas.

Hablando sobre el particular, escribe Laveran lo siguiente:

«En otras localidades muy sanas, se puede contraer la fiebre cuando se bebe agua procedente de
regiones insalubres, y los individuos más expuestos
á contraer la fiebre en estas condiciones, son los
que hacen mayor consumo de agua.....................»

Añadiremos, para no pedir siempre ejemplos al
extranjero, la observación personal á que ya hicimos referencia en un capítulo anterior.

Cuando en el verano de 1888 dirigíamos el Establecimiento Balneario del Rosario de la Frontera,
había próximamente 200 hombres de diferentes
profesiones ocupados en la construcción de algunos
pabellones para duchas que no existían en aquel
entonces, y en el ensanche de varios cuerpos del
edificio.

Todo ese personal, sin excluir el director, abando-
naba el establecimiento por mil razones y causas
distintas, diseminándose por las cercanías y en la villa del Rosario. Como los calores eran fuertes y
la traspiración abundante, todos bebían gran cantidad del agua que encontraban más á mano para calmar la sed; pues bién, al poco tiempo, todos sin una
sola excepción, director, empresario, albañiles, car-
pinteros, herreros y peones eramos víctimas del
chucho (1) y con tal gravedad que más de uno perdió
la vida. Por otra parte varias personas de nuestra
familia y algunos domésticos que salían poco, y
siempre tomaban el agua enfriada de las fuentes si-

(1) Confiados en nuestra habitual inmunidad, no tomábamos precaución alguna contra las fiebres, hasta que como todo mortal imprudente,
pagamos su tributo al renombrado *chucho* de la frontera.

licosas, aguas que al nacer alcanzan la cifra térmica de 97° cents., y de cuya pureza no es posible dudar, por cuanto nacen en la sierra á 900 mets. de altura y son tomadas inmediatamente por medio de cañerías de hierro galvanizado que las conduce al establecimiento, no tuvieron accidente alguno, pues las tercianas los respetaron por completo.

Háse dicho y con razón que el jugo gástrico tiene bastante acción para matar las amibas é infusorios y que si destruye á estos protozoarios, hará lo mismo con los parásitos del *chucho* sea cual fuere el estado en que se encuentren en el agua. Pero si esto es verdad tratándose de organismos en perfecto estado fisiológico, deja de serlo cuando por cualquier evento el hombre se debilita y enferma ó simplemente disminuye la potencia disgestiva del liquido estomacal, y es entonces cuando los *hematozoarios del paludismo*, victoriosos en la lucha, consiguen atravesar las vellosidades intestinales. Asemejanza de muchos otros parásitos perforan hasta las mismas túnicas constitutivas del aparato digestivo, para buscar su medio apropiado en el torrente circulatorio y glándulas vasculares sanguíneas.

El hecho siguiente, dice Laveran, me parece concluyente bajo el punto de vista de la infección por el agua:

«Casi nunca se contraen las fiebres palustres en el interior de la ciudad de Constantina sobre todo en la Carbah, que es la parte más elevada.

Durante el verano de 1882 he recibido en mi servicio muchos obreros empleados en la administración de manutención, situada en el interior de la Carbah; estos hombres eran atacados de fiebres palustres por primera vez, y aseguraban que desde largo tiempo no salían de Costantina. Ocupados en los hornos, tenían que sufrir mucho con el calor que al aire libre y á la sombra marcaba de 35° á 40° y que en la cámara de los hornos llegaba á 50°; para luchar contra el calor, estos obreros bebían de seis á siete litros de agua pura por día, fuera de las comidas. Se comprende que los jugos digestivos diluidos por esta gran cantidad de agua absorbida fuera de las comidas cuando la secreción es casi nula, hayan protegido mal la economía».

No hay pues que descansar confiado en los solos esfuerzos preservadores de la naturaleza. Los buenos estómagos triunfan, y es por eso que se encuentran sugetos refractarios á la fiebre, pero los débiles que son los más, sucumben en la lucha. Una indigestión, un catarro gastro-intestinal, la ingestión inmoderada de bebidas que diluyen los jugos digestivos, desarman el organismo, creando un verdadero estado de receptividad mórbida.

De lo dicho se desprende que, por razones climatéricas y epidemiológicas, las provincias palustres del Norte reclaman de sus autoridades locales más que en otra parte alguna la adopción de un sistema apropiado que, al proveerlas de agua corriente con que llevar una vida más higiénica, les aleje y haga imposible á la vez, la propagación de la endemia por su intermedio.

El Gobierno Nacional deseando mejorar la suerte de varios estados federales, incluyó á las provincias que ahora ocupan especialmente nuestra atención, en un proyecto de ley, sobre embalsamiento de agua para irrigación y consumo como bebida, que remitió al Congreso en el año próximo pasado.

Ese proyecto, confeccionado con demasiada precipitación, podrá ser muy bueno para provincias como la de la Rioja y San Luis donde no existe la endemia palustre y donde falta por completo el agua para irrigación y fomento de la agricultura y hasta escasea para el consumo mismo de la población; pero no tenía razon de ser para las de Tucumán, Salta y Jujuy cuyas necesidades son de otro orden y naturaleza.

Estas, con un territorio fertilísimo que surcan á cortas distancias inmunerables rios y arroyos, cuentan con agua de sobra para todas las necesidades de su naciente agricultura; pero en cambio les falta para el consumo de sus habitantes, en las condiciones de pureza que la ciencia aconseja hoy.

El fomento de la salud pública es lo que ante todo necesitan aquellos estados de sus gobiernos, pues el fomento agrícola se hará por la iniciativa particular.

En una conferencia dada en el Círculo Médico sobre este particular decíamos:

Las razones fundamentales, y tal vez únicas aducibles, que ponen al Gobierno Nacional, con su tesoro comprometido, en el caso de ayudar á las Provincias con obras públicas, siempre dispendiosas, son las que se basan en las leyes de salud pública> *salus pópuli suprema lex est.*

Antes que fomentar la agricultura, es necesario velar por la salud de los habitantes. Sin brazos robustos y sanos no hay agricultura posible.

Hágase desaparecer el *chucho* de las regiones donde es endémico ó por lo menos propéndase á su disminución, y garantimos que la agricultura se desenvolverá por sí sola. Los brazos agricultores irían de buen grado donde existen tierras tan fértiles como las de las provincias del Norte si el justificado temor de la malaria no detuviese su paso. Combatir el paludismo, es pues fomentar la agricultura.

Por otra parte el sistema de embalsar el agua de lluvia en zonas insalubres para destinarlas á la irrigación y consumo diario de las poblaciones, es detestable higiénicamente hablando y dispendiosa en sumo grado. El embalse no lo necesitan y semejante clase de aprovisionamiento sería á todas luces perjudicial.

El Gobierno Nacional perseverando en su loable deseo dé ayudar á esos estados, debería limitarse á lo más práctico y realmente necesario, como son las obras de salubridad.

Con menores sacrificios para el tesoro público y facilitándoles un préstamo, como el hecho á Mendoza, se conseguiría dotarlas de aguas corrientes, (tomadas de sitios fuera del alcance de los gérmenes palustres) y por lo tanto del factor más importante para su bienestar y engrandecimiento.

El Departamento Nacional de Higiene por su parte, ha creído llegado el momento de confeccionar un plan general para el saneamiento de todas las Capitales de provincia, y en tal concepto se ha dirijido á los gobernadores respectivos en demanda de datos que contesten al siguiente interrogatorio:

1⁰. «Modo de provisión de agua de bebida en esa Capital. Sus deficiencias é inconvenientes para la salud pública.

2ª. «Cuál es la fuente de agua potable con la cual se puede efectuar la provisión de agua en las mejores condiciones sanitarias y económicas.

3⁰. «En caso de no estar establecido un servicio de aguas corrientes en esa ciudad, enviar, si existe, cualquier estudio ó proyecto que se haya hecho en este sentido, con los planos y presupuestos aproximativos.

4⁰. «Cuál es el sistema de letrinas y sumideros que hay.

5⁰. «Si son indispensables canales de desagüe para las aguas fluviales, y si estos no existen, cuánto costaría su establecimiento.

6ª. «Si se han proyectado Obras de Salubridad locales para la extracción de materias excrementícias por medio de cloacas, mandar los estudios hechos al respecto con un presupuesto aproximado. En caso negativo, dar los datos necesarios para su cálculo.»

Como se ve, el Departamento se decide á emprender una noble tarea, y si trascribimos íntegro su formulario que deja traslucir claramente las vastas irradiaciones del plan sanitario que prepara para toda la República, es porque deseamos dejar constancia en este trabajo, de toda iniciativa como la presente, se lleve ó nó á la práctica, pero que revele un propósito plausible y un paso más en el sendero del progreso.

El proyecto tal cual se diseña será magno, y no dudamos de que el Departamento Nacional de Higiene tiene sobrados elementos científicos para concebirlo y darle formas tanjibles, pero sus mismas proporciones hacen peligrar el éxito. Dotar de un sistema completo de Obras de Salubridad, aguas corrientes y cloacas á todas las ciudades de la República, dado el estado financiero del país, nos parece un ideal que no veremos realizarse, y mucho temeríamos que á él le cupiera la mísma suerte que al proyecto de irrigación y provisión de agua del Ejecutivo Nacional, es decir, que todas las provincias se queden sin aguas corrientes y sin cloacas.

Obras tan dispendiosas como las sanitarias que exijen un gran sacrificio del público, no deben emprenderse sinó cuando necesidades imperiosas y altas razones de salud pública las impongan como ineludibles.

No todas las provincias pueden costearse obras sanitarias completas, ni les son indispensables por ígual, pues no todas las ciudades se hallan bajo el peso de una endemia reinante ni la población tiene en ellas la densidad que en las grandes capitales.

En este caso se encuentran Salta, Tucumán y Jujuy; necesitan y pueden costearse la provisión de aguas corrientes, pero no podrán en manera alguna hacer frente á los gastos que demande un sistema completo de cloacas.

En nuestro concepto, las obras sanitarias, como toda

obra pública, deben irse practicando á medida que las necesidades bien sentidas lo exijan y cuando la población tenga los medios de costearlas y sostenerlas. Las naciones prácticas, se limitan á proyectar lo inmediatamente factible é indispensable, dejando las necesidades del porvenir para ser satisfechas á su tiempo oportuno.

Limitemos las aspiraciones en materia de higiene pública, á una conveniente dotación de aguas corrientes á todas las provincias que verdaderamente la reclaman, y si conseguimos llevarla á la práctica, habremos realizado el beneficio más grande á que pueden aspirar sus habitantes; pero si el afan de quererlo todo nos arrastra á pretender aguas corrientes, cloacas y obras de saneamiento general puede predecirse, sin ser profeta, que nos quedaremos sin nada.

§ III

Fuentes de provisión que deberán preferirse pará dotar de aguas corrientes á Tucumán.

En el artículo primero del presente capítulo se ha pasado en revista las distintas fuentes y puntos de toma que sirven de provisión de agua á la ciudad de Tucumán á la vez que se deja constancia de los inconvenientes capitales que estas ofrecen para la salud pública; de manera que ahora tan solo nos detendremos á estudiar las que deben preferirse para dotar á esta ciudad de un sistema tubular de aguas corrientes.

Desde luego y pasándolas en revista, principiaremos por desechar de la discusión las aguas del río Salí, la corriente de mayor caudal é inmediación de la capital, que surca la provincia, por múltiples razones: En primer lugar, el exámen químico no le asigna el primer sitio como bondad, y es sabido por otra parte que las aguas de los rios en tésis general no ofrecen una buena fuente de provisión, cuando hay que tomarlas á gran distancia de sus nacientes, pues en su largo y tortuoso trayecto reciben poluciones de los diferentes centros de población que instinti-vamente se establecen á lo largo de sus márgenes.

Las yacientes del Salí encuéntranse en territorio salteño; este rio recorre vastas comarcas recibiendo el agua de tierras palustres y llega á Tucumán en los meses de verano, precisamente cuando la población reclama más el agua, en condiciones intomable, pues las crecientes arrastran á su lecho toda clase de detritus y las Barrancas Coloradas al desmoronarse lamidas por la corriente, la enturbian y dan su colorido.

Si fuese indispensable tener que servirse de estas aguas, sería necesaria la construcción de grandes depósitos de asiento y de buenos filtros para ser convenientemente depuradas.

No pudiéndose tomar, por razones de distancia, las aguas del Salí en su origen y existiendo el peligro de la contaminaciún en cualquier momento, pues no se trata de grandes estuarios como el Plata

ó Paraná, donde puede confiarse en la autopurifi-
cación, debemos dejarlas á un lado, desechándolas
por completo.

Después de las aguas del Salí, las del Manantial
ú Ojo de Agua son las que corren por el Oeste á
menor distancia de la ciudad. Los nacimientos de
dichas aguas no distan más de dos leguas de ésta
lo que constituye una condición muy favorable, así
como su mayor altura sobre el nivel de la Capital,
que economizaría obras de arte.

La clase de agua es igualmente buena; tomada al
nacer su pureza es garantida, son aguas que las lluvias depositan abundantemente á lo largo de las
faldas de las montañas y que después de purificar-
se al través de una espesa capa de tierra filtrante,
viene á la superficie en ciertas depresiones del terreno. Estas aguas proceden de la primera napa
liquida del subsuelo.

Desgraciadamente tan buenas calidades y condiciones quedan anuladas para el fin que perseguimos,
por la escasez de agua en estos manàntiales.

Tucumán reclama al presente, y con mayor razón
para el porvenir, una fuerte, abundante y permanente de provisión de agua, y son precisamente estos dos
requisitos capitales los que faltan.

Las aguas del Manantial no son permanentes en
cuanto á su cantidad, pues varían de una manera
sensible con las lluvias. Un verano seco será un grave peligro para la provisión de agua á la ciudad.
Tampoco son bastante abundantes, tomando el promedio de su rendimiento anual, para alimentar una

población de más de 35,000 almas que sufre los rigores de un calor abrazador y que si algo exige es agua en abundancia.

Si se pudiera contar con el concurso líquido de algún pozo artesiano perforado en esa región, ó aunque no fuera más que semisurgente, quizás sería el desideratum, por cuanto con sus aguas, se daría á las del Manantial, lo único que les falta para que puedan ser aceptadas como fuente de provisión á la ciudad, es decir cantidad suficiente.

No seríamos los primeros en pretender reunir, para aumentar su caudal, las corrientes subterráneas con las que surcan la superficie del suelo. Ya tenemos precedentes en Paris.

Como no era bastante á satisfacer las necesidades de aquella gran capital, las aguas que habían conseguido desviar del Ourcq, Surmelin, Vanny, Dhuys y del Marne, se resolvió emprender la construcción de los pozos artesianos de Grenelle y de Passy con el concurso de cuyas aguas pudo elevarse la dotación por habitante á un poco más de 200 litros.

Entre nosotros, en Buenos Aires, en Barracas al Sud, existe un pozo artesiano que proporciona muy buena clase de agua según los exámenes químicos que se han practicado.

El primer pozo artesiano que se ha perforado en el pais es el del «Balde» en San Luis que tiene una profundidad de 596 metros y que dá mas de 8000 litros de agua por hora

En Belgrano, y á pesar de tener á sus puertas el anchuroso Plata, la «Comisión de Obras de Salubridad de la Capital» ha resuelto preferir las aguas de la segunda napa que son frescas y puras, á las del rio constantemente cargadas de arcilla, para proveer de agua corriente á dicha población.

En tal concepto, se hace perforar en estos momentos un pozo de 38 centímetros de diámetro interior que será tan solo semisurgente, pero que así mismo reportará una gran economía al fisco suprimiendo pozos y canal de toma sobre el rio, depósitos de asiento, filtros etc., todas obras dispendiosas y de larga ejecución.

Los análisis de los Dres. Arata y Kyle se hallan contestes en reconocer que las aguas de la segunda napa son buenas y aptas para el consumo público, (1) lo que unido á razones económicas y premura de tiempo, explican la elección de la segunda napa como fuente de provisión de agua corriente para Belgrano.

Volviendo á Tucumán, seguiremos con el estudio del rio Lules.

Es esta una de las corrientes orientales de importancia que desciende bulliciosamente de entre los cerros para salir por la bellísima Quebrada de Lules, distante cuatro leguas de la capital, é ir á fertilizar gran parte de las llanuras.

Toma orígen en plena serranía, á bastante altura, y algo más al Norte del Potrero de las Tablas, por la confluencia de los ríos de San Javier y de las

(1) El agua de esta segunda napa, pura hasta hoy, reclama con urgencia, para conservar su bondad, una ley que la proteja, á semejanza de lo que ya se ha hecho en otros paises.

Juntas cuyas vertientes nacen en las faldas de cordilleras encumbradas.

Las aguas del rio Lules tomándolas en la quebrada del mismo nombre, sitio accesible hasta para los carruajes y poco distante como se ha dicho de la Capital, son purísimas y libres de toda clase de contaminación; son aguas ligeras, de sabor agradable y diáfanas en absoluto.

Aguas de montañas con sus nacimientos á gran altura donde no llega germen morboso alguno, descienden golpeándose sobre peñascos colosales y cantos rodados, produciendo un ruido ensordecedor, á la vez que batiéndose absorben la gran cantidad de aire que les dá su ligereza y mayor mérito.

El agua de la Quebrada de Lules es no solamente bien aereada, sino que conserva una frescura muy agradable aún en el rigor del verano.

Esta propiedad no es por cierto de las menos importantes cuando se busca una fuente de provisión de agua para una ciudad de clima tropical. Hemos remontado repetidas veces aquella quebrada en los dias más ardientes de Enero y siempre á la vuelta de cada uno de los numerosos recodos formados por el rio recibe el viajero el fresco delicioso de las brisas de montaña y encuentra un baño á una temperatura sin igual entre las aguas que corren por las planicies.

Las aguas del rio Lules son por otra parte bastante abundantes para satisfacer las necesidades urbanas y públicas de la población actual y de su aumento natural.

No se les podrá apuntar más que un solo y relativo inconveniente; el de la distancia, si inconveniente puede ser las cuatro leguas escasas que separan la Quebrada de Lules de la ciudad de Tucumán.

El gremio agricultor de toda la región irrigada por este rio opondrá una séria y tenaz resistencia á la elección de dicha corriente como fuente y punto de toma para la provisión de agua, por cuanto les sustraeria una regular cantidad de la masa lí-quida siempre disputada para sus cultivos; pero este choque de intereses particulares con los públicos, se encontrará siempre sean cuales fueren las aguas de otro rio que se elijan en las proximidades de la capital, sin que haya otra solución posible que la natural: el sacrificio de los menos en bien de la co-munidad.

Al Nor-Oeste de la ciudad de Tucumán y á una dis-tancia aproximada de tres leguas nacen de varios manantiales las aguas que constituyen la corriente de Tafí Viejo.

Estas aguas como las de todas las vertientes orien-tales de las sierras del Oeste, son puras y frescas al nacer, y si se las toma en sus mismos yacimien-tos para conducirlas á la ciudad, se tendrá la segu-ridad de hacer imposible toda contaminación y de suministrar un agua de temperatura agradable.

Las aguas de Tafí Viejo no pueden equipararse en cuanto á su abundancia con las del rio Lules; son por el contrario mas bién escasas, y en caso de preferirlas, por razones de proximidad ó de intereses agrícolas, para fuentes de provisión, habrá necesidad

de aumentarlas con el caudal de algunas otras de
las vertientes numerosas que nacen y se extienden
desde la Yerba Buena hasta Tafí Viejo.

Con el concurso de varios de estos manantiales
quizás sea factible una provisión de agua tan abundante como la que reclama Tucumán para su población
actual y para las necesidades que en el futuro
exija el aumento natural de sus habitantes.

Los estudios y proyectos que llevaron á cabo los
Sres. Degoulet primero y Meiggs después, toman
como fuentes de provisión, un cierto número de
estas nacientes orientales de la sierra de San Javier.

En dos épocas distintas, se han practicado estudios
de importancia para dotar de aguas corrientes á
la ciudad de Tucumán.

Los primeros fueron practicados por el ingeniero
Degoulet y los últimos en el año 1889 bajo la dirección del Sr. William H. Meiggs. Nos ocuparemos
de ambos sucesivamente y tomándolos bajo la faz
higiénica tan solo.

El ingeniero Degoulet, jefe de una comisión encar-
gada de hacer aquellos estudios, aprovechando las
favorables condiciones topográficas del terreno, proyectó un sistema de provisión de agua que puede
llamarse directo y por simple desnivel, tomando el
elemento líquido en sus yacimientos y conduciéndolo
á la ciudad en cañerías apropiadas para su distribución á domicilo, economizándose así los gastos de
maquinarias costosas, de conservación y personal,

pues las aguas irían conducidas por la pendiente natural.

La Comisión que dirigía el Sr. Degoulet llevó á cabo el reconocimiento y estudio del caudal líquido de los numerosos manantiales que nacen en las faldas orientales de la sierra de San Javier para formar pequeños arroyos que corren por el fondo de distintas quebradas, en toda la extensión comprendida desde la Yerba Buena hasta Taficillo.

Procediendo de Sur á Norte, las corrientes estudiadas son: el arroyo de la Calera, de los Naranjos, del Morro, Frontino, Conchas, Cañas, Antayaco, de las Piedras, de los Cainzo, Aguilares, Tafí Viejo, Quebrada Honda, Cochuchal y Taficillo.

Por razones de mayor proximidad y economía, la comisión dejó de lado varios de los manantiales mencionados, para limitarse á un cierto número de ellos tan solo, cuyas aguas serían recojidas en las mismas quebradas y en los sitios elejidos para puntos de *toma* y conducidas por un sistema de cañerías de barro cocido, de radiación convergente, que irían á reunirse á la cañería principal en los sitios más apropiados.

Esta cañería conductora del agua de varias quebradas, la llevaría por pendiente natural del terreno, hasta un depósito *ad-hoc* desde donde se haría la distribución á la ciudad.

De varios cálculos hechos por la comisión de estudios sobre el caudal que cada uno de los manantiales elejidos podía proporcionar en litros y por segundo, resultó que el aforo de esas corrientes era

próximamente el siguiente, y decimos próximamente, porque para tener una medida exacta es necesario medirlas en las distintas estaciones del año y
aun en varios años consecutivos por cuanto es sabido
que en un año lluvioso su caudal es siempre mayor
que en otro de seca, computo que no se hizo.

El arroyo del Morro dá en litros y por segundo.						2.2
»	»	» Frontino	»	»	»	4.4
	de las Conchas		»	»	»	10.5
	»	Cañas	»	»	»	23.4
		Piedras	»	»	»	34.3
					Total.	74.8

Tal era la cifra, harto reducida para nosotros, pero que la comisión juzgaba suficiente para hacer
frente á todas las necesidades de una población calculada para entonces en 30.000 almas y que sufre los
rigores de un verano de ocho meses.

Y tan suficiente la reputaba que consideró gasto
inútil aprovechar el concurso de otros arroyos que
como el de los Cainzo y Tafí-Viejo podían darle 30
y 70 litros por segundo respectivamente, es decir,
algo más del doble del caudal calculado.

La comisión creía que practicando algunas obras
de arte poco costosas destinadas á evitar las filtraciones de los manantiales elejidos, sería fácil aumentar su caudal, y en todo caso reservaba las otras
corrientes para incorporarlas á la cañería principal
á medida que el aumento siempre creciente de la
población exijiera una provisión más abundante.

Pero es el caso que para la misma época en que

se hacía el cálculo de la provisión de agua, era ya esta insuficiente.

Tomábase por base de cálcuio la cifra de 125 litros diarios por habitante, que se dividían de esta manera: 75 litros para las necesidades individuales, y 50 para las públicas. Para una dotación tan reducida como es la de 125 litros por habitante y sobre una población de 30.000 almas, eran indudablemente más que suficientes los 74 litros por segundo que la comisión proponía reunir de los arroyos ya mencionados; pero como decíamos, el error estaba precisamente en la base tomada para el cómputo general, asignando á cada persona un número de litros tan reducido que solo le permitiría tomar medio baño al día, cuando es sabido que en un clima como el de Tucumán, no habría una sola persona que por lo menos no se bañase dos veces por día; y las otras necesidades de la higiene privada que son tan indispensables como el baño ¿con qué se satisfacían?

Muchos de nuestros errores en materias sanitarias, nacen de un instinto de imitación poco reflexivo. Se nos dice: en tal ciudad europea la provisión de agua es de 80, 120, 200 litros por habitante, nosotros no podemos aspirar á más, aunque también sepamos que existen capitales como Roma donde dispone cada habitante de 1000 litros diarios.

Pero nadie se impone el trabajo de reflexionar sobre los hábitos y costumbres de aquellos pueblos con relación al nuestro, sobre las analojías ó diferencias climatéricas que los aproximan ó separan, para deducir si realmente es razonable tomarlos por modelo, ó si la adaptación sería contraproducente.

En materia de provisión individual de agua, Tucumán no debe pretender imitar á Paris ni á Berlín ni á Londres ni á muchos otras ciudades europeas, que aunque más adelantadas que la nuestra, tienen un invierno tan crudo como prolongado, cuyas calles se cubren por gruesas capas de nieve y donde el uso del agua tiene muchas menos indicaciones que llenar que en un pais como el nuestro de condiciones climatéricas diametralmente opuestas, donde no se conoce el invierno, donde se hace gran consumo de agua como bebida, donde es necesario quitar calor al cuerpo á fuerza de agua para baño, donde las plazas, paseos y jardines reclaman abundante riego y donde es de todo punto indispensable el riego repetido y abundante de la via pública para asentar el polvo y refrescar las calles enardecidas por la acción solar, pues solo así la población disfrutará de una atmósfera más respirable que la actual.

125 litros por habitante, puede constituir una abundante provisión de agua para cualquier clima frio donde los servicios privados y públicos son siempre más limitados por razones de temperatura, pero para un clima ardiente como el de Tucumán, es sencillamente ridículo, habiendo como hay los elementos necesarios para duplicarla y cuadruplicarla si se creyere necesario.

Las razones económicas no priman en estos casos, porque las obras de aprovisionamiento de agua para las ciudades, por lo mismo que imponen grandes dispendios, deben hacerse consultando ampliamente las necesidades del presente y futuro, ó en caso contrario no ejecutarlas.

Sobre las condiciones de potabilidad de las aguas que habían llamado la atención de los miembros que constituían la comisión de estudios, nada tenemos que observar; pensamos como ellos que su bondad es indiscutible. Lo que la teoría permitía preveér al respecto, lo confirmó la práctica experimental.

En una nota que con fecha Junio 9 de 1885 dirijió el jefe de la Oficina Química, Sr. Federico Schikendantz al Intendente Municipal sobre el resultado obtenido del análisis de las aguas de San Javier, declara que no pueden ser mejores sus condiciones de potabilidad, bajo el punto de vista de la presencia y cantidad del ácido nítrico, nitroso, amoníaco y materias orgánicas—ácido húmico y congéneres—que pudiera contener.

La proporción de sales, entre las que figuran el carbonato de calcio y de magnesia, es algo fuerte pero queda comprendido en el límite de la cifra que los higienistas aceptan como tolerable para el agua de abasto público. Esta cifra es de 0,25 gramos por litro.

El proyecto del ingeniero Degoulet no se llevó afortunadamente á la práctica, y varios años después en 1889 el Sr. William H. Meiggs, hizo estudios y proyectó obras de la misma naturaleza que tampoco tuvieron mejor suerte, no obstante tratarse de un sistema más completo y que se armonizaba mejor con los preceptos higiénicos y exigencias de la localidad.

El proyecto del Sr. Meiggs tiene bastante analogía con el del Sr. Degoulet en cuanto se relaciona á la elección de las fuentes ó manantiales de alimentación. Ambos fueron á buscar las vertientes orientales de las sierras del oeste, con la diferencia de que el primero se limitó á tomar las aguas de los arroyos más caudalosos comprendidos desde el Frontino hasta Tafí-Viejo inclusive. De esta manera con menos número de corrientes se conseguía acumular doble caudal de agua que lo proyectado por el Sr. Degoulet.

En el proyecto Meiggs calculábase á Tucumán una población de 50.000 almas y una dotación de 200 litros por habitante, debiendo construirse las obras con la capacidad suficiente para que la cantidad no disminuya sinó que aumente proporcionalmente al incremento y necesidades futuras de la población.

La provisión se haría al principio en una área de 80 manzanas que designaría oportunamente el P. E.

Como se vé por estas cláusulas del proyecto claramente expresadas en el contrato, se procedía con bastante cordura y previsión al calcularse una provisión casi doble de la reclamada por la población actual que será de 35.000 almas y no de 50.000 como lo establece el contrato á los efectos de la dotación de aguas corrientes. Por otra parte las obras de arte y cañerías maestras debían tener mayores proporciones aún que las que demandaría una población fija de 50.000 habitantes para hacer frente á su natural incremento.

En cuanto á la cifra de 200 litros diarios por persona, diremos que constituye una gran ventaja sobre el proyecto Degoulet sin reputarla por esto demasiado suficiente.

Para establecerla, se tuvo en vista que Paris no disponía sinó de 183 á 218 litros por cabeza y que la provisión de Buenos Aires era tan solo calculada á razón de 181 litros, de donde se deducía que Tucuman debía tener bastante con 200 litros ó sea con una provisión de diez millones de litros diarios para todos los servicios.

Como ya dijimos antes, no solemos ser muy felices en la elección de ejemplos. Ni el caso de Paris ni el de Buenos Aires es aplicable á Tucumán.

La ciudad de Buenos Aires disfruta de un clima templado y benigno que de ningún modo puede parangonarse con el tropical y sofocante de Tucumán y por otra parte habría que probar que los 181 litros calculados por el Sr. Bateman, son realmente suficientes para las múltiples necesidades de la metrópoli.

Hoy día, la población de la capital consume en los meses de verano al rededor de 250 litros por persona, y si no consume más, es en virtud de las limitaciones que forzada por la necesidad impone al vecindario la Comisión de Obras de Salubridad. Bien es verdad que mucha agua se pierde por la poca proligidad de la población, pero no lo es menos que se restringe el uso para riego de las calles, jardines, paseos y plazas en todo lo posible, y que si estas limitaciones se explican por las faltas de filtros suficientes, de ninguna manera disculpa la falta de previsión por parte de quienes proyectaron primitivamente las obras de saneamiento.

En un clima cálido como el de Tucumán, bajo el azote de una endemia reinante, no se podrían intentar economías de agua, porque esto sería economizar salud á sus habitantes.

El cálculo para la provisión de aguas corrientes á Tucumán deberá tener por base mínima la cifra de 300 litros por persona. Solo así, satisfaciendo sin limitación las exigencias de la higiene pública y privada, se conseguirá modificar un tanto las condiciones climatéricas y mejorar el estado de salubridad de la población.

En materias tan delicadas y trascendentales como esta, el deber de los higienistas y de las autoridades, estriba en imitar á las ciudades que tienen mayor provisión de agua y en manera alguna á las que la tienen muy limitadas, porque se puede estar seguro que, todas cuantas disponen de un número limitado de litros, es porque no tienen de donde obtener más como en Madrid, ó por cuanto el frío como en San Petersburgo (95 litros por habitante) la hace menos necesaria.

Véase el cuadro siguiente de varias ciudades europeas y americanas con relación á la dotación de agua por individuo.

Estados Unidos

Washington	litros por habitante		700
Detroit	» »	»	574
Chicago	» »		431
Boston	» »		348

En varios países

Berlín	litros por habitante		75
Bonn	» »	»	289
Hamburgo	» »		237
Londres	» »		135
San Petersburgo	» »		95
Marsella	» »		450
Carcasona	» »		400
Roma	» »	»	1000

Desde luego se nota que todas las ciudades que
han podido disponer de un buen caudal líquido para
su provisión de aguas corrientes, lo han hecho larga
mano, sin fijar límite máximo y tan solo pensando
en un mínimo. Esa debe ser nuestra norma de
conducta; tenemos la fortuna de poder disponer de
abundante y buena clase de agua, pues bien, no ma-
niatarse con un cálculo bajo y en caso de imitar
tómense por modelo las ciudades de los Estados Unidos del Norte.

Buenos Aires mismo tendrá que elevar la proporción de litros por habitante, pues la de 181 que

primitivamente se calculó, ya está probado que es
insuficiente. A la terminación de los filtros y dèpósi-
tos de asiento que en estos momentos hace construir
la Comisión de Obras de Salubridad se conseguirá
dar al público no solamente agua bien filtrada, sinó
una dotación de 250 litros por persona. Con esta
cifra recién se podrán satisfacer en debida forma
los servicios domésticos y públicos reclamados por
el gran vecindario de la Capital.

No se nos podrá pues tachar de demasiado aspi-
rantes si aconsejamos para una ciudad de clima tropical como Tucumán la base mínima de 300 litros
por cabeza. El máximum de provisión no lo fijaremos;
este queda supeditado á las razones económicas de
cada estado, limitándonos tan solo á recordar que
las poblaciones son tanto más salubres, cuanto mayor es la cantidad de agua buena de que disponen.

Hemos entrado en estas ligeras consideraciones,por-
que como el contrato celebrado entre el Sr. Meiggs y la
Provincia no se llevó á la práctica, convendría tener-
las presente para cuando se agite nuevamente la
cuestión de provisión de aguas corrientes, lo que es
de esperarse no tardará en suceder.

El proyecto y contrato del Sr. Meiggs era en tésis general conveniente á los intereses de la provin
cia, y así se explica que se resignara á perder el
depósito de 10.000 $ que efectuó en el Banco Pro-
vincial como garantía, y á donar los estudios y planos
antes que ejecutar las obras.

Esta provisión de agua corriente fué contratada
durante la administración del Sr. Quinteros y cons-

tituye como muchas otras obras de su periodo, una iniciativa digna de aplauso y un verdadero progreso para Tucumán.

§ IV

Fuentes de provisión que deben preferirse para dotar de aguas corrientes á Salta.

Salta, con el *chucho* domiciliado en todas las calles de la ciudad, exije por razones de salud pública, más que otra alguna, la inmediata provisión de agua absolutamente pura que permita á sus habitantes levantar la dominación desastrosa del paludismo.

Dos corrientes de importancia tiene Salta para optar en la elección de la que ha de servirle de fuente alimenticia á su población: El río de Arias y el arroyo de San Lorenzo.

El río de Arias, bastante caudaloso, contornea los suburbios mismos de la ciudad por el Oeste y Sud, brindando sus aguas con la gran proximidad.

Sin embargo, la ciencia aconseja prudentemente no dejarse seducir por esta ventaja de inmediación. El río de Arias ofrece inconvenientes muy semejantes á los apuntados al hablar del rio Salí, es decir que se halla expuesto á las contaminaciones que pueden engendrar epidemias. Instintivamente todas las villas, aldeas y ciudades se han fundado á la márgen de los mayores rios, y de ahí, la facilidad de que los habitantes de las partes más altas ú originarias de las corrientes, contaminen el agua para los que tengan que usarla en el resto de su curso, máxime cuando no se trata de grandes caudales, sino de pequeños rios. A esto, tal vez, es debido el exceso de materia orgánica que el Dr. Lavalle ha encontrado en ellas, según se verá en el análisis siguiente:

AGUAS DE SALTA

«De la ciudad de Salta remitieron también cuatro muestras; una recogida en el Río de Arias y las otras de los pozos comunes que existen en distintos parajes de la Capital.

El resultado obtenido por el examen es el siguiente:

Cuatro botellas rotuladas:

«Nº. 1—Agua de pozo»
«Nº. 2—Agua de pozo»
«Nº. 3—Agua del Río de Arias»
«Nº. 4--Agua de pozo»

PROPIEDADES ORGANOLÉPTICAS

Sabor..............
Olor......... .... } No tienen.

PROPIEDADES FÍSICAS

	Núm. 1	Núm. 2	Núm. 3	Núm. 4
Color	incolora	incolora	incolora	incolora
Temperatura..	—	—	—	—
Transparencia.	transparente	transparente	transparente	transparente
Depósito.....,	escaso	escaso	abundante	escaso

EXÁMEN QUÍMICO

Sustancias en un litro de agua

	Núm. 1	Núm. 2	Núm. 3	Núm. 4
Dureza total en Ca O.......	0.1134	0.1820	0.0168	0.0560
Residuo fijo...............	0.7190	2.7120	0.0692	0.3800
Pérdida por calcinación......	0.0835	0.7800	0.0047	0.0980
Amoníaco................	vestigios	0.0018	vestigios	vestigios
Acido nítrico..............	0.0320	0.0200	0.0015	0.0088
Acido nitroso...	0.0020	0.0030	rastros	0.0003
Cloro	—	—	—	—
Materia { Permanganato potas. empleado.........	0.03402	0.01817	0.03906	0.01575
Orgánica { Oxigeno consumido..	0.00432	0.00232	0.00496	0.00200

«Ya habíamos tenido ocasión de examinar otras veces las aguas de la ciudad de Salta, y con ligeras diferencias, los resultados obtenidos han sido idén-ticos á los que ahora consignamos, es decir, que las de pozo presentan una gran variación en su com-posición química, á pesar de la poca distancia que separa una fuente de otra, pudiendo servir algunas para los usos alimenticios, como por ejemplo la muestra núm. 4 y otras, como la núm. 1 y 2 que deben ser desechadas.

«En cuanto á la muestra núm. 3 sacada del Río de Arias, que es la fuente de consumo de la población de la ciudad de Salta, no podemos emitir todavía un juicio exacto hasta no repetir el análisis. Se en-cuentra en esta agua un exceso de materia orgánica, que suponemos sea debido puramente á causas accidentales, pues se sabe que el agua no se recoje directamente del río sinó que se hacen pozos más ó menos profundos en la playa y de estos sacan los aguadores para distribuir á domicilio.

«La muestra de agua de pozo núm. 3, debe considerarse apta para la alimentación, las sustancias encontradas están dentro de los límites de las aguas potables.

«Para mayor explicación, tenemos que agregar, que la muestra núm. 1 ha sido sacada de un pozo de la calle Entre-Ríos al poniente; la núm. 2 del pozo calle Libertad 102 situada al Sud de la ciudad; la núm. 3 del Río de Arias á la altura de la ciudad y la núm. 4 del pozo del Seminario Conciliar situado en el campo de la Cruz.—(Tomado de los Anales del Departamento Nacional de Higiene).

Pero el río de Arias tiene sobre todo el inconveniente de surcar por un valle donde la malaria es endémica, de manera que á más del peligro general de contaminación de sus aguas, por enfermedades exóticas, tiene el más positivo de la infección por los gérmenes del *chucho*.

La epidemia colérica de 1887, costó á la población salteña algunos centenares de víctimas en un par de meses y sin duda alguna su propagación y rápido incremento fué debido á la infección del agua de consumo; y en cuanto á las víctimas de la endemia reinante no es fácil calcularlas. Quizás al fin del año se aproximen bastante á las del cólera en un mes, con la diferencia de que no alarman, por que las ocasiona el *chucho* y este mal es común y de todos los dias.

Afórtunadamente la naturaleza ha reservado por

todas las regiones palustres, sitios de refugio donde no llegan las fiebres. Salta, cuenta con numerosos parajes que disfrutan de inmunidad y, entre estos se encuentran las sierras de San Loreuzo que corren al Oeste de la capital de la Provincia con sus faldas recubiertas con los primores de una vejetación exhuberante y protejidos por las cadenas sucesivas de montañas escarpadas que se elevan más al occidente.

De la sierra de San Lorenzo desciende un arroyo con agua suficiente para mejorar las condiciones higiénicas de la ciudad, y entra al valle de Lerma por la quebrada de aquel nombre para convertirse á corta distancia en afluente del río de Arias.

Tal es para nosotros, la fuente de provisión de agua digna de preferirse, pues se encuentra á salvo de toda infección y peligro.

Las aguas de la Quebrada de San Lorenzo, traen involuntariamente á la memoria el recuerdo de las de la Quebrada de Lules en Tucumán. Son tan puras y agradables como aquellas. La altura de sus nacientes siendo muy superior á la del valle de Lerma, colócalas fuera del alcance de los agentes morbígenos. Es ya elemental por lo sabido, que la esfera de acción de la endemia palustre no se extiende más allá de los 300 ó 400 mts. de elevación sobre los focos de infección.

El Dr. Puga Borne refiere á este propósito el siguiente ejemplo:

«El punto de Arica es un ejemplo notable de la influencia de la altura; al lado de la ciudad se eleva el morro, los soldados que duermen una noche en la ciudad son diezmados por la fiebre; las tropas alojadas en lo alto del morro se conservan indemnes.»

Las aguas que nos ocupan, nacen á mucho más de 400 metros por sobre el valle de Lerma, son por otra parte frescas en el estío, perfectamente aereadas y bastante abundantes.

Buscando la frescura y pureza de sus aguas para bebida y baño, principia á fundarse en la quebrada misma, una· población veraniega de las más atrayentes por lo caprichoso y accidentado del paisaje.

La escasa distancia que separa á la ciudad de la Quebrada de San Lorenzo y la gran altura de esta sobre la primera, forman dos circunstancias muy favorables para la faz financiera de las obras que se proyecten. Las aguas traerán por simple desnivel una presión extraordinaria, de manera que no habrá necesidad de gastar ni en bombas elevadoras ni en depósitos de gravitación.

Habrá conveniencia en tomarlas en la quebrada misma para conducirlas en cañerías de hierro y subterráneamente á la ciudad, pues tan solo así por acueducto cerrado, es posible conseguir hacerlas cruzar el valle donde reina el paludismo sin peligro de contaminación alguna á la vez que se distribuirá agua fresca en el verano á toda la población.

En resúmen diremos, que las aguas de la Quebrada de San Lorenzo son las que ofrecen al higienista mayores garantías y condiciones de potabilidad para ser elegidas como fuentes de provisión de aguas corrientes á la ciudad de Salta; que en este caso las exigencias de la higiene se armonizan con los intereses económicos de la Provincia, pues las obras á construirse demandarán erogaciones relativamente pequeñas, y que habiendo en la quebrada suficiente caudal líquido para satisfacer todos los servicios urbanos y públicos del municipio, las obras de provisión de agua corriente, deberán proyectarse en el concepto de servir á una población doble de la actual y de poder hacer frente á las necesidades futuras de la misma.

El año anterior, el Dr. Frías, Gobernador de la Provincia en el deseo de mejorar en lo posible el estado higiénico de la capital, pasó una solicitud al Gobierno Nacional pidiendo la cesión de cierta cantidad de caños de fierro que suponía almacenados en los depósitos de las Obras de Salubridad de la Capital Federal y sin aplicación en las mismas, con el objeto de conducir agua en buenas condiciones de potabilidad hasta la ciudad de Salta.

La solicitud venía informada por un detenido estudio del Presidente del Consejo de Higiene de aquella Provincia Dr. Juan Pablo Arias, sobre el particular.

La Comisión de Obras de Salubridad no habiendo podido informar favorablemente la solicitud del Gobierno de Salta que se le dió vista, por cuanto no había la supuesta reserva de caños de fierro y todos los existentes se necesitaban para las obras de ampliación y reparos, creyó oportuno trasmitir sus vistas al Gobierno Nacional á cerca de la manera, á su juicio más eficaz, como podría el Gobierno general auxiliar á las Provincias, en el proyecto y ejecución de obras sanitarias, sean ó nó estas completas.

Lo que el Gobierno de Salta se proponía era muy plausible en el fondo, pero de todo punto insuficiente en la forma y en los medios.

Un pequeño caño que conduzca agua pura á la ciudad para alimentar varios surtidores públicos como se proyectaba, no resuelve la cuestión higiénica sino á medias.

Salta necesita un sistema completo de provisión de aguas corrientes calculado á razón de 250 litros por habitante como mínimo, para recién ver disminuir las entradas al hospital y la cifra de su mortalidad.

La población salteña disfruta de un clima templado; corresponde á la capital la isoterma de $+ 17^\circ$.

Obras de esta naturaleza destinadas á servir varias generaciones, reclaman cualquier sacrificio con tal de que se lleven á la práctica en debida forma.

El Gobierno Nacional por intermedio de la Comisión de Obras de Salubridad, mandó proyectar la provisión de aguas corrientes para la ciudad de Mendoza y más tarde le facilitaba un préstamo de 300.000 $ para hacer frente á la ejecución de las mismas.

¿Por qué no habría de obtener Salta la misma protección que Mendoza cuando existen análogas ó más apremiantes razones de salud pública?

§ V

Fuentes de provisión que deben elegirse para dotar de aguas corrientes á Jujuy.

La naturaleza no tan solo ha engalanado con sus primores el estrecho y elevado valle de Jujuy, sino que ha puesto á la mano de sus habitantes tan abundante y buena clase de agua como puede desearse.

El rio Grande ó de San Francisco, el más caudaloso del Norte, recorre el valle de Jujuy de Oeste á Este lamiendo el pié mismo de la montaña. Sus aguas bajando continuamente el nivel del lecho pedregoso, han formado en ambos lados barrancas tan encumbradas como las del rio Paraná en la ciudad del mismo nombre. Esta circunstancia hace que la población no tome sus aguas por la dificultad del acceso, pero no sería un inconviente insalvable para la dotación de aguas corrientes, porque con irlas á buscar á mayor altura hacia el Oeste quedaría obviada la dificultad.

Pero es que las aguas del rio Grande no convienen porque traen un largo curso, en cuya carrera costea pequeñas poblaciones que siempre pueden contaminar sus aguas, porque las lluvias torrenciales del verano arrastran á su cauce materias vegetales, árboles enteros con frecuencia, una proporción crecida de humus y sobre todo arcilla y sílice que vuelve impotables sus aguas, y finalmente porque no es posible ir á tomarlas en sus nacimientos.

Si no existieran otras fuentes con mayores ventajas higiénicas y económicas, las aguas del rio San
Francisco servirían, pero á condición de tener siempre listos los depósitos de asiento y filtros que serían indispensables para la época de las crecientes.

Hállanse en condiciones muy distantes las aguas
del rio Chico que limitan la ciudad por el Sud y
que no es más que un pequeño afluente del anterior.

Las aguas de este río son de manantial y no de
deshielo, puras al nacer, como todas las de su clase. No sabemos si se han analizado químicamente,
pero sí, que sus caracteres físicos son inmejorables,
su sabor es agradable como pocas y su aspecto tan
cristalino como el agua salida del filtro Pasteur.

La proximidad de estos manantiales constituye una
gran ventaja más. Se hallan hacia el Oeste, á una
legua de la ciudad y á mucha mayor altura que
esta.

El agua será tomada en los mismos ó á corta distancia de los yacimientos, á fin de salvar los inconvenientes anotados en los artículos anteriores sobre
contaminación en general y especialmente de la palustre.

Una cañería de hierro, relativamente pequeña, trae-
ría á la capital por simple gravitación, toda el agua
que pueda necesitar una población de 6.000 almas,
que será la de la ciudad de Jujuy en la actualidad.

La población jujeña reclamaba esta medida de higiene pública con mayor urgencia que el grandioso
puente que está para concluirse sobre el rio San Fran-

cisco. Con la mitad de su costo se habría dotado de un sistema de aguas corrientes completo, y estamos seguros que los habitantes de la capital preferirían caminar por sobre las piedras del lecho del rio, pero con el cuerpo sano, á darse el lujo de tener puente de hierro, aunque les falta buena agua para beber, y con ella la salud.

Todos los antecedentes que existen sobre tentativas y ensayos de provisión de agua corriente en la provincia, son los que se refieren al agrimensor Sr. Agustin Borus.

Varios años atrás, este señor, probablemente por cuenta de la provincia, hizo estudios sobre el particular y resolvió llevar á la ciudad las aguas del río Chico.

Las obras se principiaron á ejecutar colocándose una cañería maestra de barro cocido, que aún existe y que seguramente no resistiría la gran presión que dá el crecido desnivel entre las fuentes de toma y la ciudad, y construyéronse igualmente dos depósitos que quizás irían á ser distribuidores.

Tales son los únicos vestijios que hoy se conservan de loables iniciativas impuestas por la necesidad, pero que casi siempre paraliza la pobreza, ó la incompetencia de las manos á cuya ejecución se confían.

Damos cabida á continuación al análisis que recientemente acaba de publicar el Dr. Lavalle con varias muestras de agua tomada de distintos pozos de Jujuy, y aunque él no es del todo concluyente por cuanto como lo dice el mismo químico hay necesidad de repetir los analisis con muestras tomadas en mejores condiciones, indica desde yá que el agua de algunos pozos nó se encuentra en muy buenas condiciones de potabilidad.

No nos llama la atención que algunas de las muestras examinadas puedan servir para la alimentación, porque como antes digimos, los pozos de agua y los fosos para letrinas no están muy generalizados en la ciudad de Jujuy, de manera que la napa líquida del subsuelo, aun no ha tenido el tiempo necesario para su contaminación, pero esta vendrá días más ó días menos.

Véase el análisis:

AGUAS DE JUJUY

Cuatro botellas rotuladas:

« A.   Agua de pozo de Jujuy »
« B.   Agua de pozo de Jujuy »
« C.   Agua de pozo de Jujuy »
« D.   Agua de pozo de Jujuy »

PROPIEDADES ORGANOLEPTICAS

	Botella A.	Botella B.	Botella C.	Botella D.
Sabor				
Olor		Desagradable		

PROPIEDADES FÍSICAS

	Botella A.	Botella B.	Botella C.	Botella D.
Color	incolora	incolora	lig. amarillenta	lig. amarillenta
Temperatura	—	—	—	—
Trasparencia	transparente	transparente	algo turbia	turbia
Depósito	escaso	escaso	abundante	abundante

EXÁMEN QUÍMICO

Sustancias en un litro de agua

	Botella A.	Botella B.	Botella C.	Botella D.
Dureza total en Ca O. ...	0.0476	0.490	0.03654	0.0532
Resíduo fijo.............	0.2050	0.1830	0.18500	0.2110
Pérdida por calcinación....	0.0580	0.0600	0.05300	0.0580
Amoníaco............. .	0.0003	0.0002	0.00030	0.0003
Acido nítrico.......	0.00482	0.00382	0.00394	0.0040
» nitroso...........	rastros	rastros	rastros	rastros
Cloro........	»	»	»	»
Materia Orgánica { Permanganato potas. empleado.....	0.0115	0.0108	0.0150	0.0115
Oxígeno consumido..	0.0028	0.0027	0.0040	0.0028

«Los datos obtenidos por el análisis químico no dejarían duda de que las muestras examinadas podrían servir para los usos alimenticios é industriales; pero, teniendo en cuenta los caracteres físicos y organolépticos, no podemos emitir una conclusión exacta sobre la calidad de las aguas.

‹Las botellas además eran de dudosa limpieza, mal tapadas, con corchos usados y deteriorados.

«Hay pues necesidad de repetir el pedido, solicitar nuevas muestras y recomendar que en casos análogos se remitan en frascos de tapa esmerilada, ó sinó en botellas bien limpias, tapadas con corchos nuevos, lavando éstos y aquéllos en la misma agua cuya muestra se desea sacar.»

CAPÍTULO VI

—

TRATAMIENTO CURATIVO

—

Vía Hipodérmica

—

Al comenzar el estudio sobre el tratamiento curativo del *chucho*, damos intencionalmente la primacía al que se practica por la vía hipodérmica, sobre el ordinario y tan conocido de la vía gástrica, por la gran importancia que en estos momentos alcanza en todas partes y porque nosotros mismos con una larga y no interrumpida serie de éxitos nos hemos declarado grandes partidarios de la medicación subcutánea.

Los únicos inconvenientes que existían, el fantasma de los abcesos para el médico y el temor al dolor de los enfermos, se ha conseguido hacerlos desaparecer en absoluto: no quedan pues en pié, sinó sus indiscutibles beneficios.

Más adelante demostraremos estas aseveraciones con datos estadísticos, y nos ocuparemos detenidamente del *nuevo método de curar el chucho* administrando dosis masivas, por la vía hipodérmica, de la sal más activa de quinina, por el que nos hemos decidido siguiendo el consejo de una concienzuda experimentación, y al que no dudamos en darle la preferencia y recomendarlo ardientemente.

§ I

Las sales de quinina obran como un específico.

Pocos agentes tiene la materia médica, con cuya acción pueda contarse con tanta seguridad de eficacia, como la quinina contra el *chucho*.

Los grandes éxitos los debe á su especificidad; la quinina es al paludismo, lo que el mercurio á la sífilis.

La quinina es un activo parasiticida y un agente muy tolerable al organismo humano; esta doble condición le dá su virtud irreemplazable.

Ya hemos visto antes que las soluciones débiles de cualquier sal de quinina paraliza los movimientos y mata en el acto los hematozoarios del paludismo que se tienen bajo el objetivo del miscroscopio, como se sabe igualmente que despues de establecido el tratamiento específico, ya no se encuentran en la sangre los parásitos del *chucho*. Es que el principio activo de los cinconas ataca el mal en su causa íntima.

Sobre ningun otro estado febril, tienen estas sales una acción terapéutica tan activa y eficaz. En la generalidad de los padecimientos su rol queda reducido á bajar algo la hipertermia, pero en el *chucho*, ó sea en una terciana, cotidiana etc. *corta* materialmente la fiebre y de un modo infalible, si la dosis administrada es suficiente. Este poder tan solo lo tienen los verdaderos específicos.

Los efectos destructores sobre los hematozoarios, se observan igualmente, segun Bochefontaine en to· das las especies que como los parásitos del *chucho* pertenecen al grupo de los protozoarios. Basta aña- dir, decia este observador una pequeña cantidad de quinina á un líquido que contenga gran cantidad de infusiones para verles tomar las formas cadavéricas en pocos instantes.

Las sales de quinina curan las fiebres palustres destruyendo al hematozoario que las determina.

Numerosas son las sales con base de quinina que hoy se conocen, pero como no todas tienen igual actividad ni idénticas propiedades, conviene conocer- las de un modo comparativo y bajo el doble punto de vista de su riqueza en alcaloide y del grado de solubilidad que cada una posee.

Trascribimos en seguida los resultados á que han llegado Beurmann, Regnauld y Villejean sobre este particular.

Sales de quinina clasificadas según su riqueza en alcaloide :

	Quinina
100 partes de clorhidrato básico de quinina encierran....	81.71
» » » neutro » »	81.61
» » » lactato básico » » »	78.26
» » » bromhidrato » » » »	76.60
» » » sulfato » » » »	74.31
» » » sulfovinato » » , ...	72.16
» » » lactato neutro » » »	62.30
» » » bromhidrato » » » »	60.67
» » » sulfato » » » »	59.12
, » » sulfovinato » » » »	59.25

Como se vé, son los clorhidratos de quinina básico y neutro, las sales que deben preferirse cada vez que haya necesidad de obrar activamente, por ser las que encierran mayor cantidad del agente parasiticida, es decir de quinina.

El sulfato de quinina tan usado en nuestras provincias palustres, tiene tan solo un 74,31 % de quinina siendo sus efectos menos activos que los de clorhidrato cuya proporción es 81,71 %.

Sin embargo, el sulfato tiene sus indicaciones especiales; es más barato, y esto hace que se lo prefiera cuando se necesitan grandes cantidades, para hospitales, operarios que trabajan en zonas insalubres, etc.

Sales de quinina clasificadas por orden de solubilidad.

	Agua
1 parte de clorhidrato neutro de quinina es soluble en ...	0,66
» » » sulfovinato » » » » » »	0,70
» » « lactato » » » » » »	2,00
» » « sulfovinato básico » » » » »	3,30
» » » bromhidrato neutro » » » » »	6,33
» » » sulfato » » » » » »	9,00
» » » lactato básico » » » » »	10,29
» » » clorhidrato » » » » » »	21,40
» » » bromhidrato » » » » » »	45,02
» » » sulfato » » » » » »	581,00

En materia de solubilidad, se destaca á favor del clorhidrato neutro de quinina la misma supremacía que con relación á su riqueza en principio activo.

La solubilidad es una propiedad valiosísima de los

agentes medicamentosos, sobre todo cuando se necesita llevar en pequeña cantidad de vehículo una fuerte proporción de alcaloide.

La antisepsia por una parte y la gran solubilidad de algunas de las sales contenidas en el cuadro precedente por otra, han permitido dar un gran paso á la medicación hipodérmica.

Hasta no hace mucho tiempo los médicos estaban limitados á no poder inyectar más de 10 á 15 centig. de bisulfato de quinina por un gramo de vehículo, dosis insuficiente que obligaba á repetir los pinchazos, con gran disgusto del paciente. Estas inyecciones siempre dolorosas tenían aún el más serio inconveniente de producir escaras, abcesos y hasta flemones, si bien es verdad que esto dependía sobre todo de la falta de asepsia de la jeringa y del modo de practicar la inyección.

Con semejantes inconvenientes, la medicación hipodérmica no podía hacer camino, y quedaba reservada para casos estremos como en los ataques perniciosos de forma delirante ó comatosa, donde la posibilidad de ocasionar uno ó más abcesos tenía poca importancia ante el peligro de la muerte.

En la actualidad tales inconvenientes han desaparecido en absoluto; se puede inyectar con una sola jeringuita de Pravast hasta un gramo de sal de quinina sin determinar más dolor ni peligros ulteriores, que los ocasionados por una inyección de morfina bien hecha.

Por razones de solubilidad y de riqueza en alcaloide, se impone en la medicación subcutánea el uso

del clorhidrato neutro ó biclorhidrato de quinina:
que hemos empleado en distintas fórmulas. (1)

Solución de biclorhidrato de quinina:

Biclorhidrato de quinina ⎱—
Agua destilada.... .... ⎰ āā .... 5 gramos

Cocaína...................................... 25 milígramos.

M. s. a. y rot. Inyección hipodérmica (en frasco esmerilado y bien limpio).

Esta fórmula, que usamos algunas veces, tiene
la gran ventaja de no producir ese dolor quemante
determinado por ciertas sales de quinina introduci-
das bajo la piel, y que con un solo pinchazo de las
jeringas comunes de Pravast se puede inyectar hasta
cerca de un gramo de medicamento.

Es tambien la dosis total que empleamos—5 gramos—para la primera serie de inyecciones en el
tratamiento de cada caso de fiebre palustre.

Esta solución de biclorhidrato de quinina, cuando es
bien preparada, toma una coloración ambarina y
es completamente trasparente, no se descompone y
su consistencia es algo siruposa.

Con la fórmula anterior salen ocho jeringuitas de
las comunes de Pravast de un gramo de capacidad,
y por lo tanto tan solo se inyectan 62 centíg. de biclorhidrato de quinina por inyección, razón por la
cual empleamos jeringa y media ó sea centímetro y
medio cúbico de esa solución cada vez que deseamos administrar un gramo de medicamento.

_____

(1) No debe confundirse el clorhidrato neutro ó biclorhidrato de
quinina con el clorhidrato básico de quinina, pues la solubilidad de este
último es muy inferior á la del primero.

A fin de evitar la molestia de tener que dejar la aguja clavada en la piel para llenar nuevamente la jeringa, usamos una de mayor capacidad, de 2 c. c. que llena perfectamente el objeto.

Esta jeringa de mayor continente, nos sirve igualmente para la solución preparada por Carlos Herba, de la que nos ocuparemos más adelante, bajo el título de *bicloruro de quinina* y que viene en frasquitos de 2 ¼ c. c. de capacidad conteniendo un gramo de principio activo.

También es igualmente cómoda por su mayor capacidad para inyectar la siguiente solución de muy fácil dosaje:

Biclorhidrato de quinina........ 5 gramos
Cocaina............................. 25 *miligramos*
Agua destilada.................... c. s. para hacer 10 c. c.

Disuélvase bien y colóquese en un frasco esmerilado, perfectamente limpio.

Cada c. c. de esta solución contiene 50 centíg. de biclorhidrato. Nosotros inyectamos en los adultos el contenido de una jeringa de 2 c. c., y por lo tanto 1 gramo de biclorhidrato de quinina con 5 milígramos de cocaina. Se tolera tan bien como la anterior y es de más fácil cálculo sobre todo cuando hay que administrar por centígramos, como sucede con los niños.

Se habrá notado que las dos fórmulas anteriores tienen cierta proporción de cocaina, que la ponemos tan solo para sujetos muy sensibles (mujeres y niños) que temen el ardor consecutivo á la inyección; pero es digno de llamar la atención y levantarse contra la creencia tan esparcida de que toda inyección, de cualquier sal quínica, ocasiona fuerte dolor después de prácticada.

Esta es una creencia de todo punto equivocada en lo que al biclorhidrato de quinina atañe y tenemos larga práctica que invocar á favor de la indolencia relativa de las inyecciones practicadas con esta sustancia.

Para apreciar debidamente la importancia y grado del dolor determinado por este agente, nos hemos inyectado, en repetidas veces, 1 gramo de una solución de biclorhidrato de quinina disuelto en parte igual de agua, y el dolor experimentado no ha sido mayor que el que produce una inyección común de agua destilada; nada de ardor quemante ni de inflamación consecutiva; únicamente persiste por cierto tiempo una zona sensible á la presión y en determinados movimientos, pero de todo punto tolerable.

Bien es verdad que las soluciones de biclorhidrato de quinina enrojecen el papel de tornasol, pero no es cáustico; jamás la hemos visto en nuestras manos producir escaras ni flemones ó gangrenas, y cuando estos accidentes sobrevengan se puede estar seguro de que la solución no era aséptica, de que la jeringa se hallaba sucia ó de que la inyección fué demasiado superficial.

De los dolores muy vivos en el momento de la inyección y de su persistencia por varias horas, de que hablan varios escritores, creemos que serán excepciones muy raras que tan solo se observarán en personas muy sensibles y quizás en ciertas idiosin-

crasias ó con preparados distintos á los que nosotros usamos.

Al principio tambien participábamos de la creencia
corriente y añadíamos á todas las fórmulas cierta
cantidad de cocaina ó morfina, pero cada día nos
convencemos más de su poca utilidad.

El que es muy timorato ó nervioso se quejará lo
mismo en el acto de practicar una inyección que contenga cocaina que con otra sin ella, así lo hemos
podido apreciar en varios casos.

Hoy empleamos, con generalidad, las mismas
fórmulas ya mencionadas, pero sin cocaína, reservando esta sustancia para los sujetos que acusan al
día siguiente de principiado el tratamiento mayor
sensibilidad en el sitio de la inyección.

Las mujeres y niños son especialmente los que
se encuentran en este último caso; cuando las inyecciones que se les practican no llevan anestésico alguno el primer día, no acusan dolor espontáneo
fuerte ni débil, pero ni hay conciencia de la tal
inyección; sin embargo al dia siguiente suelen que-
jarse de que al hacer ciertos movimientos, y sobre
todo si se golpea esa región, se produce recién un
dolorcito que las molesta, aunque no dura más que
el movimiento ó golpe que lo determinó.

Este pequeño inconveniente desaparece con la cocaina; hemos observado en nosotros mismos que la
zona anestésica producida por ella, dura varios días.

Existen sales cuya solubilidad ha permitido ad-
ministrarlas por la vía hipodérmica, como ser el
sulfovinato de quinina soluble en 0,70 de agua, pe-

ro que no las recomendamos porque las soluciones son poco estables y en cualquier descuido se ocasiona un abceso ó placa gangrenosa; no tiene por otra parte ventaja alguna sobre el clorhidrato. Lo mismo decimos del lactato, sulfato, bromhidrato, etc., sustancias menos solubles y más susceptibles de producir accidentes locales; no se recurrirá á ellas sinó cuando falten los clorhidratos.

Vinson propone la siguiente fórmula:

Sulfato de quinina.................................... 1 gramo
Agua destilada............. . ... 10 »
Acido tártrico...................................... 50 centíg.

D. s. a. Inyección hipodérmica que contiene 10 centíg. por gramo.

Kobuer recomienda esta otra:

Clorhidrato de quinina........de 0 gr. 50 á 1 gramo.

Gliserina pura $\left\{\overline{aa}\right.$
Agua destilada $\left\{\right.$............ .... 2 gramos

Prepárese sin ácido, é inyéctese la solución tibia.

Fórmulas como las precedentes que seria muy facil multiplicar, tienen para nosotros el grave inconveniente del abundante vehículo, pues cuando se necesite administrar uno y dos gramos de principio activo al día, que es caso frecuente, el paciente tiene que sufrir numerosos pinchazos que es la parte dolorosa de la inyección y que concluyen por acobardarlo.

Aún en el supuesto de que para suprimir las repetidas introducciones de la cánula se inyecte en el mismo sitio toda la solución, es decir, los cinco ó diez gramos, con una jeringa de esta capacidad, el

inconveniente del dolor no desaparece, pués el líquido al distender las mallas del tejido celular deja sentir la impresión de centenares de alfileres que se
clavan en todas direcciones y desde luego se desprende que esta sensación se multiplica con la mayor cantidad de líquido inoculado.

Por estas razones preferimos las soluciones que
en menos cantidad de vehículo, lleven mayor proporción de medicamento.

Como se verá más adelante, siempre hemos plan-
teado el tratamiento á dosis masivas, administrando
un gramo de biclorhidrato por inyección, y tan solo
así se han salvado los dos principales inconvenientes
de la medicación hipodérmica que dejamos señalados.

Finalmente mencionamos para condenar el uso de
las inyecciones intravenosas con las sales de quinina. Baccelli ha inyectado por la vena mediana media hasta 60 centíg. de una solución de clorhidrato
de quinina con cloruro de sodio y agua destilada.

Según él y no lo dudamos, 24 horas después de
administrado el medicamento no quedan en la sangre
elementos parasitarios, pero también creemos que
existe el grave peligro de reemplazar á los hematozoarios por un coágulo cuyas consecuencias no
son fáciles de estimar.

Las soluciones de quinina deforman rápidamente
los hematíes y no se vé la razón de hacer correr un
grave peligro al enfermo, cuando se tiene la via hipodérmica que no ofrece ninguno y que permite una
rápida absorción.

Los ensayos de Baccelli deben quedar como simples experiencias científicas, sin aplicación práctica.

La preparación oficinal que la casa de Cárlos Erba expende bajo la denominación de *bicloruro de quinina* en frasquitos que contienen 1, 2, 5 y más gramos de medicamentos, fué la primera que ensayamos al principiar estos estudios, y deseosos de conocer con exactitud la naturaleza y cantidad de este agente en cada centí. cúb. solicitamos el concurso del Dr. Manuel I. Nelson que ha tenido la exquisita amabilidad de practicar los análisis que ván en seguida y á quien anticipamos nuestro reconocimiento.

Señor Doctor Don Eliseo Cantón

Distinguido doctor y amigo:

Oportunamente recibí su encargo de examinar las dos **muestras de soluciones de sales de quinina** (Bicloruro) que me envió, y la demora en contestarle, como ya se lo he significado, es debida á razones que justificarán perfectamente mi tardanza, por la que nuevamente le pido disculpa.

Las **muestras recibidas fueron dos** primitivamente, y á las que circunscribiré este informe, y posteriormente otra para comprobación de algunos datos obtenidos:

Las muestras 1 y 2 fueron recibidas en su estuche pequeño con la designación «*1 Gramo de Bicloruro de Quinina en solución dosificada*» con la marca de Cárlos Erba. Milano y además la n°. 1 con una pequeña inscripción azul «*Dr. Luciano Bianchi—*

Cangallo 644—Buenos Aires». Ambos estuches contenían cada uno un frasquito graduado en 5 divisiones numeradas de arriba á bajo 0, 1, 2, 3, 4, y cuya capacidad por división es de 0,50 c. c. (medio centímetro cúbico) ó sea c. c. 2,50 para el total del contenido, estos frasquitos venian perfectamente cerrados, lacrados y sellados y con un rótulo pequeño con la inscripción *«Gr 1 Bicloruro di chinina di Carlo Erba».*

Según Vd. me dijo, la muestra núm. 1 había sido recibida directamente por el Dr. Bianchi que á su vez la obtenía sin intermediario del fabricante para ofrecérsela á fin de que la ensayara, y la otra había sido comprada por Vd. en plaza, y como los datos analíticos obtenidos son con tan mínimas diferencias, que indudablemente se deben á pequeños errores de manipulación y de cálculo, he tomado el término medio de ambos ensayos, y me permito adjuntárselos.

Antes, debo hacerle notar que la muestra 1ª, ó sea la recibida del fabricante, contenía de líquido, exactamente los cent. cúb. 2.50 que el frasquito marca en sus 5 divisiones en tanto que la 2ª ó sea la comprada por Vd., solo tenía 2 cent. cúb. de líquido ó sea hasta el 4° trazado. Debiendo ser según se indica claramente *«un gramo de bicloruro de quinina en solución dosificada»* en el total del contenido del frasco y siendo por otra parte la composición de ambas soluciones, igual, salta á la vista que la 2ª muestra es más pobre que la 1ª en *un quinto* del medicamento disuelto.

Los datos del exámen cualitativo y cuantitativo son los siguientes:

Líquido transparente, ligeramente amarillento, inodoro, sabor ácido y amargo á la vez, de una densidad á 15° centígrados de 1,0752, de reacción ácida pronunciada y que correspondería á un agua que tuviera en solución Gramos 2, 3 de ácido clorhídrico por ciento.

Las reacciones producidas prueban que es una solución en agua destilada de *clorhidrato neutro de quinina* (llamado también biclorhidrato, clorhidrato ácido, ó bicloruro de quinina) con un pequeño exceso de ácido clorhídrico libre.

La cantidad de *clorhidrato neutro de quinina* contenido en 100 cent. cúbicos de solución es de Gramos 39.84 que corresponde á gramos 0.3984 de sal de quinina por cada centímetro cúbico de solución ó sea gramos 0,1982 por cada una de las divisiones del frasquito que contiene el medicamento motivo de este exámen.

Según este análisis tendríamos que la muestra núm. 1 tiene de *clorhidrato neutro de quinina* gramos 0,966; la muestra 2ª tiene de sal de quinina gramos 0,7968. En cuanto á la existencia de alcaloides extraños tales como morfina, codeina, cocaina ú otras impurezas en la solución no se ha podido comprobar su existencia, á no ser de un pequeño exceso de ácido clorhídrico, pero que más adelante le explicaré la razón de ese agregado.

Excuso el entrar en detalles de reacciones y métodos seguidos para obtener los resultados adjuntos en

obsequio á la brevedad y á fin de no dar á esta una
extensión innecesaria é injustificable y solo debo hacerle notar que en la muestra núm. 2 al practicar
algunas de las reacciones caracteristicas de las sales de quinina las he obtenido sucias, lo que me ex-
plico por la probable resinificación parcial del alcaloide que al estado de sal neutra es poco estable y
sufre ese fenómeno de oxidación.

Aquí debía terminar mi cometido pero accediendo
á su pedido, y sin que esto importe la pretensión de
dar más pruebas de suficiencia que aquellas á que
tengo derecho adquirido por mi dedicación durante
más de 10 años á esta clase de estudios, me voy á
permitir el entrar en algunas consideraciones, lo más
someramente posible, sobre las sales *clorhídricas de
quinina.*

Las combinaciones que la quinina, cuya fórmula
elemental es $G^{20}H^{24}N^2O^2$ puede darnos con el ácido
clorhidrico (CLH) son dos:

1) *El clorhidrato básico de quinina,* llamado también hidroclorato de quinina que tiene por fórmula
elemental. $C^{20}H^{24}N^2O^2$, HCl, $3H^2O$ que como se vé
cristaliza con tres moléculas de agua. Esta sal es
la comunmente empleada en medicina, se la encuentra en el comercio en agujas sedosas, blancas, de sabor amargo, soluble en el agua fría en la proporción
de gramos 3,50 de sal por 100 de agua á la temperatura de 15° centígrados siendo esta solubilidad
aumentada á medida que se aumenta la temperatura pudiendo llegar á la temperatura de ebullición
del agua (100°) á disolver 25 gramos de sal pero

que una vez enfriada la solución deja depositar *clorhi·
drato básico de quinina.*

b) *El clorhidrato neutro de quinina,* ó biclorhidrato de quinina, que tiene por fórmula $C^{10} H^{14} N^2 O^2$,
2 HCl, llamado así porque siendo la quinina una
base *bi-ácida* en esta combinación su doble basicidad
está saturada ó satisfecha con dos moléculas de
ácido clorhídrico. Esta sal se llama también pero
impropiamente *clorhidrato acido de quinina y bicloruro de quinina* y esta anarquía en la nomenclatura es la que produce una gran confusión entre las
personas que por más que sean ilustradas no pueden
estar al día y en todos estos detalles que se producen, porque un fabricante por hacer creer que su
producto es un invento propio dá un nombre nuevo
á una sustancia vieja y reconocida, pero que por
rutina no se usa.

Esta sal cristaliza en prismas rectangulares trun-
cados, blancos, y que se le llama impropiamente clorhidrato ácido por la reacción ácida de su solución,
su solubilidad en el agua puede ser de *uno* por *uno*
es decir que 1 gramo puede disolverse en 1 c.c. de
agua. Esta solución es poco estable consiguiéndose
mayor estabilidad cuando se le agrega un pequeño
exceso de ácido clorhidríco, que es lo que se observa en la solusión de Erba y que oportunamente
le hice notar.

La denominación de *Bicloruro de quinina* que la
casa de Erba dá á esta sal es sin duda por analogía
con el *sulfato de quinina neutro,* que también se
llama *bi-sulfato de quinina* y que apesar de encon-

trarse cristalizado, Vd. habrá más de una vez visto preparar la solución agregando una gota de ácido sulfúrico á el agua que tiene en suspensión *sulfato de quinina.*

Antes de terminar, quiero decirle dos palabras sobre las dos últimas muestras que para comprobación me envió. Estas dos muestras tampoco venían llenas completamente hasta los 5 trazados y en ninguna de las dos pasaba el contenido de la solución de centímetros cúbicos 2,20, además las dos muestras eran de un color amarillento más intenso de las primeras, siendo en una de ellas, de la que le adjunto una pequeña cantidad en el frasquito, de una coloración de un tinte demasiado intenso lo que hizo que las reacciones de comprobación que practiqué fueran muy sucias y lo que me dá una prueba suficiente de la resinificación sufrida.

Para concluir, y volviendo á lo observado por Vd. al usar esta solución en inyecciones hipodérmicas sobre la *zona anestesiada* y no producción de otros fenómenos como el dolor que se observan en inyecciones de otras sales ¿no podría atribuirse ello al exceso pequeño de ácido clorhídrico que la solución de Erba contiene? Vd. es demasiado observador y persistente en sus estudios y espero algo nos dirá sobre el particular.

Con el aprecio de siempre lo saluda su amigo que aprovecha esta oportunidad para repetirse S. S. S.

Manuel I. Nelson.

Como acertadamente lo hace notar el Dr. Nelson en su interesante carta, hay ventaja positiva en no multiplicar inutilmente el nombre de un mismo agente terapéutico con denominaciones bombásticas que disfrazan los cuerpos y bastardean la nomenclatura científica.

Por nuestra parte usaremos siempre la denominación de biclorhidrato de quinina por ser la que con mayor propiedad cuadra á la fórmula $C^{\omega} H^{24} Az^{2}O^{4}$, 2 HCl y cuyos sinónimos son, clorhidrato neutro de quinina, clorhidrato ácido de quinina, bihidroclorato de quinina y bicloruro de quinina. Este último nombre emplearemos tan solo para indicar que la preparación usada es el biclorhidrato de quinina preparado por la casa de Erba.   .

De las dos sales clorhídricas de quinina como ya antes se dijo, debe preferirse para la medicación hipodérmica á la neutra, es decir, el biclorhidrato, por su mayor solubilidad, porque es tan rico en alcaloide como el clorhidrato básico de quinina y porque si bien es verdad que su estabilidad en las soluciones es menor que en la última, no es tanta que se descomponga en los cuatro días que dura el total de nuestra fórmula para ser inyectada en cada enfermo.

No consideramos necesario por igual razón añadir á la solución de biclorhidrato de quinina un exceso de ácido clorhídrico como trae la de Cárlos Erba, porque las preparaciones magistrales duran pocos días, mientras que las oficinales están destinadas á permanecer almacenadas un tiempo más ó menos largo.

Medicación hipodérmica y sus numerosas indicaciones.

La administración de las sales de quinina por la vía hipodérmica tropezaba siempre con la dificultad de no poderse inyectar las dósis necesarias, sin exponer á los enfermos á sufrir accidentes locales más ó menos desagradables. Pero estos inconvenientes acaban de desaparecer con los progresos de la química y las precauciones en el *módus faciendi*, de manera que las indicaciones del método hipodérmico aumentan diariamente.

Hasta hace poco, tan solo se echaba mano de este recurso en casos extremos de accidentes perniciosos ó de intolerancia gástrica absoluta y con resultados muy deficientes, mientras que hoy la usamos para combatir todas las formas del paludismo y alcanzando éxitos más seguros que los obtenidos por la vía gástrica.

Las múltiples manifestaciones del *chucho* las hemos tratado con las inyecciones hipodérmicas, y tenemos en ello cierta satisfacción, porque creemos haber sido los primeros en combatir por sistema todas las formas de la malaria inyectando altas dósis de medicamento de acuerdo con el método que luego describiremos.

La medicación hipodérmica tiene no obtante un

cierto número de indicaciones apremiantes que ni los más refractarios al sistema pueden eludir.

Es muy frecuente ver acompañados á los ataques de *chucho* con trastornos del aparato digestivo, vómitos, diarreas, gastralgia etc. que aumentan los preparados quínicos y á veces los determinan, obligando al médico á recurrir á la vía subcutánea.

La misma indicación existe en los casos de accidentes perniciosos de forma delirante ó comatosa en que desaparece la voluntad del paciente, y cuando se necesita una terapéutica más activa.

Las inyecciones son así mismo un recurso heróico para la curación del *chucho* entre los niños que no saben tragar píldoras ni cachets, pues si se les hace tomar á la fuerza las soluciones de cualesquier sal de quinina y por más que sean azucaradas, derraman la mayor parte del remedio y lo poco que han tragado lo vuelven luego tal es la repugnancia que les produce.

En estos casos deben emplearse las soluciones con cocaína por la vía hipodérmica pues no existe ningun peligro en administrar uno ó dos milígramos del alcoloide de la coca á los niños. Los enfermitos lloran menos al recibir la inyección, que cuando se les hace tomar una cucharadita del medicamento por la boca.

Las dispepsias son padecimientos de los más frecuentes en los paises de fiebres intermitentes y el estómago recibe siempre mal la quinina en cualquier forma que se la administre, circunstancia que constituye una indicación más á favor de la medicación que nos ocupa.

En los casos de paludismo crónico en los que la asimilación se hace en pésimas condiciones y no es posible contar con la vía gástrica para establecer el tratamiento específico, las inyecciones hipodérmicas prestan importantes servicios, facilitando la absorción casi imposible de otra manera.

Lo mismo decimos de las fiebres continuas de aspecto tifóideo donde la asimilación en general se hace muy imperfectamente.

Cuando el médico se encuentra ante una de estas indicaciones, ¿de qué manera y á qué dósis prescribirá la quinina?

No necesitamos decir lo que es una inyección hipodérmica, pero sí indicar su manera de administrarla y los sitios que se deben preferir, porque de ello dependen las ulterioridades del tratamiento.

En la manera de practicar tan sencilla operación estriba el éxito ó fracaso de la medicación subcutánea.

Ante todo, es obligación del médico mantener las jeringas para inyecciones perfectamente esterilizadas; lo que se obtiene fácilmente desarmándolas, para lavarlas con agua hirviendo ó bien colocando los cuerpos de bombas y las cánulas en la estufa, y los pistones en una solución fenicada al 5 % ó de bicloruro de mercurio al 1 °/₀₀ si se usan las comunes de Pravast; pues las asépticas, de que nos ocuparémos más adelante, pueden llevarse todo junto á la estufa ó limpiarlas con agua hirviendo.

Armada la jeringa y despues de haber absorbido, de alguna de las soluciones de que antes hablamos, la cantidad á inyectarse, se procede á lavar la región elegida para hacer la inyección, con un algodón empapado en alcohol, á fin de no arrastrar con la cánula las sustancias y gérmenes que puedan haber en la superficie de la piel, precaución importante por cuanto la mayoría de los palúdicos es gente obrera y poco limpia.

El repliegue de la piel que se forma con el pulgar é índice de la mano izquierda, será bastante grande y levantado, y hecho en el sentido longitudinal de los miembros y troncos. Entonces, se introduce la cánula, formando un ángulo de 45° más ó menos con la superficie del cuerpo, hasta las capas *más profundas* del tejido celular subcutáneo.

La cánula debe introducirse casi del todo, pues luego de atravesar el dermis ya no determina dolor por más que se penetre con ella, y así se evitan las inyecciones superficiales, causa de algunos accidentes por mortificación de la piel.

Es preferible y más cómodo introducir la cánula de arriba abajo.

Después de inyectado el líquido, conviene friccionar suavemente esa región á fin de esparcir lo más posible el medicamento y aumentar la superficie de absorción. Con esta precaución no se forman botones ó núcleos de induración y los efectos de la quinina se dejan sentir con mayor rapidez.

Los sitios ó regiones que se deben elegir para la inyección medicamentosa son en tesis general los más ricos en tejido celular. Algunos médicos aconsejan preferir los miembros por cuanto los abcesos son menos peligrosos en dichos órganos en caso de producirse; pero, como ya se ha dicho, tales accidentes no deben temerse cuando se practican las inyecciones en debida forma.

Por nuestra parte las hemos practicado indistintamente en el tronco y extremidades, eligiendo de preferencia la cara externa y posterior de los brazos y muslo, y las partes laterales y posterior del tronco. En toda la espalda se toleran muy bién las inyecciones.

Conviene no aproximar demasiado una inyección de otra porque siempre queda algo sensible la región y no hay objeto en molestar al paciente cuando sobra sitio donde elegir.

Siempre que sean tomadas las precauciones antedichas, el tratamiento hipodérmico reportará beneficios indiscutibles sin que haya motivo para lamentar accidente desagradable de ninguna clase.

Hemos practicado algunos centenares de inyecciones con diferentes preparados de quinina sin haber visto una sola complicación, si se exceptúa un núcleo de induración que concluyó por reabsorberse al cabo de mes y medio y que fué debido á haber usado por equivocación una jeringa nueva que aún no habíamos lavado ni estirilizado.

También hemos visto producirse una escara en el muslo á causa de una inyección hecha por un practicante, muy superficial, sin masage consecutivo y sin ninguna precaución de antisépsia.

La medicación hipodérmica es completamente inocua cuando se la hace en debida forma. A varios enfermos extragados por el uso de la quinina por la vía gástrica, les hemos oido decir, es preferible una inyección á una cucharada del mismo medicamento tomada por la boca.

La bestía negra de la medicación hipodérmica ha sido siempre la aparición posible de un abceso en el sitio de la inyección; pues bien, este fantasma tan solo puede asustar en la actualidad al médico que no proceda asépticamente al practicar las inyecciones.

El Dr. Walcher de Berlin acaba de inventar una jeringa aséptica de gran sencillez y que no podemos menos de recomendarla como muy superior á las conocidas hasta hoy.

Consta como la de Pravast de un cuerpo de bomba que es de vidrio con divisiones en centímetros y milímetros, pero en vez de un émbolo de goma ó cauchú, lleva un cilindro metálico de una sola pieza que es el pistón impulsor del líquido á inyectar. La cánula no se une al cuerpo de bomba por tornillo alguno, sinó por simple adaptación. En la jeringa todo es metal y vidrio, y una vez armada, no queda un solo resquicio, siendo su limpieza muy sencilla.

Su capacidad es de 1 gr. y sirve para la gran mayoria de los casos; nosotros la hemos pedido de doble tamaño.

Toda ella va encerrada en un pequeño estuche metálico.

Véase su diseño en tamaño natural.

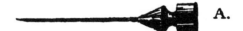

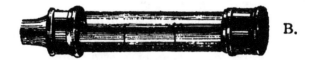

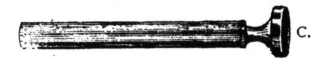

A. Cánula—B. cuerpo de bomba graduado—C. pistón metálico.

§ III

Dosis y nuevo método de curar el *chucho* por la vía hipodérmica.

La quinina y sus sales en las dosis necesarias para combatir los fenómenos palúdicos, no ofrecen ningún peligro de toxicidad, sea cual fuese la manera de administrarla.

Bien es verdad que por la vía hipodérmica la absorción es más rápida y completa que por el aparato digestivo, pero así mismo nunca hemos tenido el desagrado de observar síntomas alarmantes de hipostenización cardiaca.

Cuando hemos inyectado la dósis máxima que usamos de dos gramos al día, los fenómenos de parte del sistema nervioso se reducían á ruidos y silvidos de oidos, algo de mareo y un poco de eretismo en los sugetos más impresionables, síntomas como se ve de un principio de borrachera quínica pero muy tolerable.

La experiencia nos enseña, que para el tratamiento de cualquiera de las manifestaciones del impaludismo, agudas, crónicas ó perniciosas por la vía subcutánea, basta con la dósis de dos gramos al día.

Nunca hemos tenido necesidad de sobrepasarla y en muchos casos es suficiente con la mitad.

Los autores, en general, se detienen poco sobre la medicación hipodérmica, á tal punto que no indican la dósis diaria, ni la cantidad de medicamentos que se debe introducir en cada inyección, los intervalos en que serán hechas ni el tiempo que durará el tratamiento.

Vamos á ocuparnos de todos estos puntos importantes al describir el *nuevo método para curar el chucho* que hemos puesto en práctica desde dos años á esta parte, y con el cual no tenemos recojido sino motivos de felicitación.

La adquisición tan importante realizada por la terapéutica con sales como el biclorhidrato de quinina, susceptible de disolverse en partes iguales de agua, nos ha permitido poner en práctica un método de curación á dosis altas, sin inconveniente de ningun género.

Principiamos el tratamiento con la dosis de *dos gramos* de biclorhidrato de quinina, para disminuirlo á la mitad en los tres dias consecutivos, de tal manera que la primera parte del tratamiento dura cuatro días é invertimos en él *cinco gramos* de medicamentos.

La fórmula que usamos en la práctica civil, es la siguiente:

T.

Biclorhidrato de quinina..............	5 gramos
Cocaina....................................	25 milígramos
Agua destilada............................	c. s. para disolver

y hervir la solución hasta quedar reducida á 10 c. c.

Colóquese en frasco esmerilado y bien lavado con agua hirviendo.

De esta solución esterilizada por la ebullición se practica á las 7 ú 8 de la mañana una inyección de dos c. c. y por lo tanto de *un gramo* de biclorhidrato de quinina, y á las 7 ú 8 de la noche ó ántes sí fuera necesario otra de igual cantidad, con las precauciones de antisépsia y manual operatorio de que ya hemos hablado ántes.

El objeto buscado con esta alta dósis de la sal más activa, es poner á toda la sangre en un estado de verdadera saturación quínica, de manera á transformarla en un medio absolutamente inhabitable para los hematozoarios palustres.

Es sabido que estos parásitos mueren en las soluciones de quinina, de manera que cuanto mayor

cantidad del agente parasiticida hagamos llegar hasta los intersticios de los tejidos orgánicos donde aquellos se refujian, más segura será su destrucción.

No se obtendría ciertamente el mismo resultado
si en vez de los dos gramos inyectados en 12 horas
se administraran 50 centig. diarios durante cuatro
días consecutivos, la fiebre en este último caso, aunque modificase algo el ritmo, seguiría siempre su
curso.

Después de los dos gramos inyectados el primer
día, continuamos administrando en los tres dias consecutivos *un gramo* todas las mañanas.

Con este tratamiento tan sencillo como corto se
curan siempre las formas agudas del *chucho* sea cual
fuese su tipo y gravedad. La fiebre desaparece desde
el primer día, y al fin del cuarto el enfermo se siente
sano; sin embargo, esta medicación que es suficiente en las fiebres de primera invasión y cuando el
enfermo abandona la región insalubre, conviene en
las fiebres de recidivas y en personas que conti-
nuan viviendo en las provincias palustres, reforzar-
lo ó complementarlo con otra serie de inyecciones
después de cinco días de reposo á contar desde la
última inyección.

Al efecto y después del intérvalo indicado, hacemos durante tres días seguidos una inyección de
un gramo todas las noches.

Preferimos las noches para las inyecciones de la
segunda série, porque como el paciente ha vuelto
ya á sus ocupaciones habituales, no hay necesidad
de que durante el trabajo se sienta molestado por

silvido ó pesadez de oído, mientras que durmiendo nada se nota.

Con ocho gramos de biclorhidrato de quinina administrada por la vía hipodérmica en la forma antedicha, aseguramos que en la inmensa mayoría de los casos se obtiene la curación radical del *chucho* más rebelde, siempre que no se exponga el paciente á una nueva infección, por que si este tratamiento garante contra las recaídas no puede como cualquier otro, impedir las recidivas. El médico destierra el mal; tarea del enfermo es evitar su vuelta.

Por desgracia el *chucho* lejos de dar inmunidad después que se le ha tenido, crea un estado de verdadera receptividad morbosa.

No hemos tenido sino pocos casos en que haya sido necesario aumentar las dósis ya anotadas para curar toda forma de fiebre, cuya naturaleza sea palustre.

Hacemos esta distinción porque en nuestras provincias del Norte existen ciertos estados febriles de aspecto tifóideo y de larga duración, que no desaparecen en cinco ni ocho días de tratamiento, sea cual fuere la vía de administración y dósis de preparados de quinina que se prescriba.

Estas fiebres se confunden en un principio con la contínua palustre, pero la ineficacia del tratamiento específico y su larga duración 30 ó 40 días, caracterizan su naturaleza diferente.

Para nosotros se trata de fiebres tifóideas modificadas por la constitución médica reinante, y por lo tanto de estados patológicos á los cuales no son aplicables las conclusiones de nuestro método curativo..

El procedimiento ó método indicado es aplicable á hombres y mujeres adultos y tanto en las manifestaciones agudas como en las crónicas del impadulismo, con la diferencia de que en este último caso hay la conveniencia de acompañarlo con otros agentes de que nos ocuparemos más adelante y de requerir mayor cantidad de medicamento.

A los niños es igualmente aplicable el mismo tratamiento, regulando la dósis proporcionalmente á la edad.

Para los que no tienen práctica sobre la materia les parecerá exajerada la dósis de un gramo por inyección y hasta susceptible de ocasionar algun inconveniente; más nada hay que temer. En el adulto no hemos hecho una sola inyección por menor cantidad de 50 centig. y no hay objeto ni ventaja alguna en disminuirla, antes por el contrario siendo la introducción de la cánula la parte más desagradable de la inyección, una vez adentro, lo mejor es inyectar 1 gramo si esa dósis es necesaria y no tener que repetir el pinchazo.

Por otra parte y como ya antes se dijo, la administración de altas dósis en una sola vez tienen mayor poder curativo, por que saturan la sangre en un momento dado y la muerte de los hematozoarios es más segura.

Puede verse en la historia clínica de Dn. Teófilo Nettleship publicada más adelante, como la dósis de *un gramo* por inyección administrada en los tres primeros dias, no fué bastante á yugular la fiebre y se tuvo que recurrir á la dósis de *dos gramos* diarios para dominarla y continuar con éxito en la de un gramo por dia.

Nuestro método de curar el *chucho* por la vía hipodérmia es aplicable con un éxito casí matemático á toda la inmensa mayoría de los casos de paludismo agudo; pero si se presentara algún enfermo en el cual la fiebre aún no haya desaparecido por completo después de las cinco inyecciones de la primera série, la regla á observarse debe ser, continuar con la misma dósis de 1 gr. por inyección mientras persista cualquier aumento térmico. En este caso rebelde, más que en otro alguno, se impone la repetición del tratamiento pasados unos cinco dias de descanso.

Pero se preguntará ¿con qué objeto el médico se ha de tomar la molestia que imponen esas pequeñas proligidades de una inyección hipodérmica bien hecha, cuando tiene en la vía gástrica un medio más sencillo y que le demanda menos tiempo?

En primer lugar ya se ha visto que existen un buen número de casos en los cuales la medicación subcutánea, se impone como único recurso, pues la vía gástrica se presenta por decirlo asi clausurada para los agentes terapéuticos.

Pero es de notar que hasta en igualdad de condiciones existen ventajas positivas á favor del método hipodérmico. (Véase más adelante la historia clínica de Jesús Maria Agüero).

Desde luego con él se alcanzan estos dos términos capitales en la curación del *chucho:* ganar tiempo, y aprovechar mejor el medicamento.

Se gana tiempo por que el tratamiento se principia en cualquier momento, sea en el período de
remisión ó en pleno acceso febril, sin que haya necesidad de esperar á que este pase, á fin de no provocar vómitos como sucede con la administración
por la boca, ó de que haga efecto el purgante con
que muchos prácticos piensan que debe iniciarse el
tratamiento.

En los enfermos de hospital dejábamos pasar uno
ó dos accesos febriles, antes de principiar con las
inyecciones, para estudiar el tipo de la pirexia, pero
en la clientela civil tan pronto como se ha hecho el
diagnóstico planteamos el tratamiento, aunque el
ataque de *chucho* esté en su máximum, pues nada
hay que esperar ni que temer.

Decíamos también que el medicamento se aprovecha mejor, y esto no hay que demostrarlo; inyectado
bajo de la piel nada se pierde, la absorción es total
y más rápida, de manera que se llega con mayor
facilidad á introducir en la sangre una fuerte dósis
del agente parasiticida que asegura el éxito completo en el tratamiento, miéntras que con la práctica
común de dar los remedios por la boca, sean en
soluciones, píldoras, perlas ó cachets se pierde siempre una cierta proporción de quinina que no ha sido
absorbida y que es eliminada con las materias ex-
crementicias.

Por otra parte, la generalidad de los estómagos

no toleran bien los compuestos quínicos á las dósis terapéuticas que es necesario prescribirles y de aquí que á unos les produzcan vómitos ó un estado nauseoso ó dolores gastrálgicos que no les permite tomar alimento, á otros diarreas incómodas que aumentan la debilidad, ya grande, producida por la enfermedad reinante misma, y á muchos un estado dispépsico más ó menos persistente después de la curación.

No diremos que este último accidente sea imputable tan solo á la quinina, como no se le puede atribuir las congestiones hepáticas y esplénicas que el vulgo le adjudica gratuitamente; pero en un estómago ya predispuesto y hasta comprometido por la infección palustre, una medicación algo activa como la reclamada por el *chucho*, contribuye facilmente á perturbar su funcionamiento normal.

Ninguna de estas complicaciones sobrevienen con el tratamiento por la vía hipodérmica. Si el aparato digestivo se halla comprometido por la malaria, no se agrava su estado con la medicación específica, pudiendo prescribirse otra apropiada á combatir los sintomas que ofrezca este aparato, y si se conserva en estado normal, tanto mejor, no se corre el riesgo de trastornar su funcionamiento cuando más se lo necesita, pues una fuente segura de buena asimilación constituye la mejor garantía de un pronto restablecimiento.

Todos estos inconvenientes señalados al tratamiento ordinario por la via gástrica, y las ventajas apuntadas á favor de la medicación hipodérmica, no son meras presunciones hijas de un espíritu teorizador, sino hechos de observaciones recogidas como frutos madurados por una larga práctica.

Hemos oido á colegas que han practicado y practican en las zonas palustres de la República, que las inyecciones de quinina, aún empleando la solución de Erba, daban origen á la formación de abcesos ó por lo menos á inflamaciones y escaras, y lo creemos, por que la explicación es muy sencilla

No se hacen las inyecciones con las precauciones debidas. De nada sirve que la solución sea bien preparada y aséptica, si la jeringa con que se practica no está limpia y esterilizada.

Y esto es lo que pasa precisamente, no por ignorancia sino más bien por la indolencia que imprime el clima ardiente á todos los habitantes.

Las jeringas de Pravast rara vez se lavan y nunca se esterilizan y hasta les hemos visto cánulas más oxidadas que la pluma con que escriben sus recetas. Los abcesos en tales condiciones son inevitables.

Una otra consideración que para algunos prácticos creará siempre resistencias al tratamiento del *chucho* por la vía hipodérmica es, que con mayor facilidad y prontitud se escribe una receta que lo que se practica una inyección. El clima también influye en esto.

Sin temor á ser contradichos podríamos avanzar que con el nuevo método de curar el *chucho* se obtendrán tantas curaciones como enfermos se asistan; es lo que ha sucedido con nosotros, especialmente en los casos de paludismo agudo entre los cuales no recordamos un solo fracaso.

Y decimos paludismo agudo, por que ningún clínico adelantaría una afirmación tan absoluta con ningún tratamiento, para las formas crónicas de la infección palustre. En el artículo siguiente publicaremos algunas historias con sus trazados térmicos respectivos, donde se evidencia lo difícil y hasta imposible que es en algunos casos la curación del paludismo crónico.

No publicaremos la historia clínica de todas las curaciones obtenidas con la medicación hipodérmica exclusivamente, por que seria triplicar las proporciones del presente trabajo y sin objeto real, de manera que nos limitaremos á intercalar algunos cuadros termométricos donde se verá gráficamente el rápido descenso térmico y la actividad del tratamiento que preconizamos tanto en el adulto como en los niños.

Véase para no repetir la publicación de curaciones análogas, el descenso de la fiebre en los trazados gráficos que dejamos intercalados en el Capitulo II de este libro.

Historia Clínica

, —

Bartolo Renia, tucumano, de seis años de edad, entró á la sala San Roque del Hospital Mixto el dia 31 de Enero.

Según la madre había tenido *chucho* muy fuerte el año anterior y ningún otro padecimiento. Lo traía al hospital porque lo sentía con fiebre y muy caído todos los dias á las 12 m.

El niño presentaba facies palúdica, pálido·terroso y se hallaba flaco y algo anémico. Lengua sucia y un tado saburral bien pronunciado, inapetencia completa.

Tenía aumentado el bazo y muy sensible toda la región esplénica.

No sentía escalofríos, pero se despertaba y permanecía alegre hasta las 11 a. m. en que se iniciaba el acceso febril que duraba toda la tarde, para terminar por un período de corta sudación á las 6 p. m.

Después de observarlo tres dias, y de examinar la sangre que reveló la existencia de bastante pigmento y de cuerpos esféricos, planteamos el tratamiento específico por la vía hipodérmica.

El dia 4 de Febrero se le practicaron dos inyecciones de 50 centig. de bicloruro de quinina c. u. y una sola de 50 centig. en las mañanas de los tres dias consecutivos.

El niño dejó la sala completamente curado el 8 de Febrero. Véase el cuadro térmico siguiente:

BARTOLO REYNA — 6 AÑOS DE EDAD

—

Fiebre Cotidiana Recidiva

Mes de Febrero de 1893.

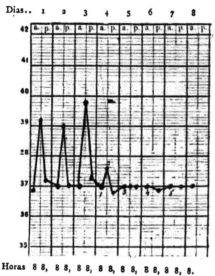

Observaciones — (1) Inyección hipodérmica de o gr. 50 de bicloruro de quinina.

(2) Id id id id

(3) Id id id id

(4) Id id id id

(5) Id id id id

Historia Clínica

Jesús María Agüero, argentino, tucumano, 30 años, soltero, jornalero, entró al Hospital Mixto procedente de Medinas el día 24 de Enero atacado de *fiebre intermitente* de tipo cotidiano.

El acceso de primera invasión, principiaba á las 4 p. m. por fuertes escalofríos generalizados, para terminar á media noche por abundantísima hiperhidrosis. El dolor de cintura y á la nuca, bien pronunciado.

Inapetencia y cámaras regulares; la orina muy cargada después de los accesos.

Hígado y bazo congestionado. Debilitamiento general.

En la sala San José, le dieron á tomar, sin consultarnos el día 27, dos papeles de 50 centíg. de sulfato de quinina cada uno; pero este tratamiento insuficiente, sirvió tan solo para cambiar el tipo de la fiebre volviéndola tercianaria, de iniciación vespertina.

Nosotros lo vimos el día 28 de Enero durante la remisión y nos reservamos para examinar la sangre al día siguiente. El día anterior había tomado un gramo de sulfato de quinina, y temíamos no encontrar los parásitos.

Día 29, amaneció con dolor fuerte á la nuca y brazo izquierdo y con más caimiento que el día anterior.

Temperatura á las 8 a. m. 37°—pulso 80. El acceso debía presentarse á las 5 p. m.

El exámen de la sangre fué hecho á las 5 1/2 p. m. con resultados negativos; el termómetro marcaba 39°,9 y había tomado quinina dos dias atras.

Día 31, temperatura 38°, pulso 90; á las 10 se le practicó una inyección de un gramo de bicloruro de quinina, se queja de dolor á la nuca.

Febrero 1°—El gramo de quinina del día anterior tan solo sirvió para hacer desaparecer el dolor á la nuca y disminuir la intensidad del acceso, tuvo sudores abundantes; á las 8 a. m. inyectamos nuevamente un gramo de bicloruro, temperatura 37°, el enfermo tiene más apetito.

Febrero 2; se encuentra bien, sin fiebre ni dolor; se le inyecta un gramo más de bicloruro á las 8 a. m.

Febrero 3; pulso 100; temperatura 37°,8 poco dolor á la nuca, caimiénto, falta de apetito; en la mañana de este día no se practicó inyección hipodérmica.

Febrero 4; 8 a. m. temperatura normal; inyección de un gramo del bicloruro de quinina de Erba, y se prescribe el uso del vino de quina para estimular el apetito.

Febrero 5; 8 a. m. temperatura 37°, un gramo más de medicamento; por las noches no hay amagos de acceso.

Febrero 6; la temperatura sigue normal, el enfermo se encuentra bien con más fuerzas y más apetito. Pide el alta.

Esta observación es muy importante, porque demuestra la impotencia de 1 gramo de sulfato de quinina administrado por la vía gástrica para impedir el acceso febril, á la vez que evidencia la facilidad con que tales pirexias cambian de tipo por la acción del agente específico, pasando de cotidianas á tercianas.

Ella evidencia igualmente que el mismo bicloruro de quinina dado en inyecciones hipodérmicas á la dósis de 1 gramo no basta á impedir en absoluto el ataque mas próximo, como puede verse de un modo más gráfico en el cuadro térmico adjunto.

Muchas observaciones como estas nos han convencido de la ventaja real que existe en principiar el

tratamiento por dos inyecciones de 1 gramo c. u. de biclorhidrato de quinina al día, como lo practicamos en
la actualidad, pues siempre hay que habérselas con
fiebres reveldes y pertinaces.

JESUS MARIA AGUERO.

—

Fiebre Intermitente cotidiana de primera invasión

Mes de Enero y Febrero de 1893.

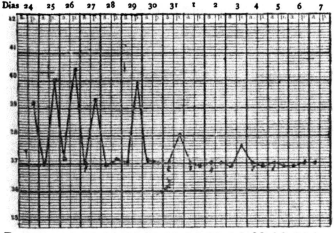

Observaciones— (1) 1 gramo de sulfato de quinina en dos cachets, uno por la
mañana y otro á la tarde.

(2) Inyección hipodérmica de 1 gramo de bicloruro de quinina.

(3) Id id id id.

(4) Id id id id.

(5) Id id id id y vino de quina.

(6) Id id id id id id curación.

Historia Clínica

Don N. N., argentino (Província de Salta), casado, 35 años de edad, abogado, sin antecedentes morbosos nos llamó el día 1º de Octubre de 1892 para asistirlo de unos fuertes ataques de terciana.

La afección no era nueva; había sido adquirida por vez primera, 12 años atrás viajando para Bolivia, y últimamente en la provincia de Salta.

El día que lo vimos, se hallaba bajo la acción del período febril. Tratábase de una terciana típica.

Prescribimos el biclorhidrato de quinina (2 gramos en 4 cachets) para que lo tomara al día siguiente es decir, el de la remisión, durante las horas del día. Al subsiguiente el 3, repitió igual dósis, continuando con un gramo diario en los cuatro dias consecutivos, 4, 5, 6 y 7.

A este agente añadimos, el vino de quina, baños fríos y el licor de Fowler por tiempo indefinido.

El *chucho* desapareció bajo la acción de esta medicación, hasta el 22 del mismo mes en que se observaron síntomas inequívocos de recaida consistentes en caimiento general con lijera exacerbación febril cotidiana y á la misma hora, 3 de la tarde.

En vista de lo cual, resolvimos establecer el tratamiento específico por la vía hipodérmica, principiando el 23 con *dos* inyecciones diarias de un gramo cada una, de la solución titulada *bicloruro de quinina*.

Fueron hechas una en cada brazo sin que determinaran el menor inconveniente.

El 24 repetimos las inyecciones en la espalda con

igual éxito. Los efectos de la quinina duraban hasta el día siguiente por la mañana, pues las inyecciones eran practicadas á las 6 y 8 de la tarde, para dejar despejada la cabeza durante el dia.

El dia 25 una sola inyección á las 9 p. m. de un gramo.

El estado general del paciente visiblemente mejorado; tinte menos terroso en el semblante, más apetito, nada de dolor de cabeza ni caimiento en las extremidades y hasta más despejadas las facultades intelectuales.

Continuó usando los tónicos amargos y baños fríos sin volver á sentir tentativas de recaídas. Siguió y seguirá bien hasta que volviendo á Salta adquiera una nueva infección.

Es digno de notarse que con el tratamiento hipodérmico, el enfermo conservó en buen estado su aparato digestivo.

Siendo en tésis general más dificiles de curar las recaídas que como la presente toman la forma crónica, cedió sin embargo á la medicación hipodérmica con menor cantidad de quinina y con un éxito más duradero que el obtenido con el tratamiento por la via gástrica.

NOMBRE N. N.

—

Fiebre Terciana, recidiva y recaída

Mes de Octubre de 1892.

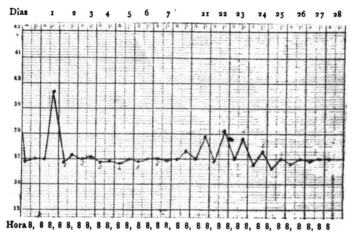

Observaciones—(1) 2 gramos de biclorhídrico de quinina en 4 cachets.

 (2) 2 Id id id id.

 (3) 1 Id id id id.

 (4) 1 Id id id id.

(5 y 6) 1 Id id id id

 (a) 2 inyecciones hipodérmicas de 1 gramo cada una·

 (b) 2 Id id id id.

 (c) 1 Id id id vino de quina y baños fríos.

Historia Clínica

Jesús Perez, catamarqueño, 41 años, jornalero y viudo.

Antecedentes morbosos, buenos y completos, tuvo viruela, pulmonía y sífilis; según él, lo curó la Vir-gen del Valle, no de la sífilis que aún la tiene, sinó de la pulmonía.

Al mes de estar trabajando en un ingenio azucarero, le dió el *chucho* por primera vez en su vida.

Los tres períodos del ataque eran típicos: fuertes y prolongados escalofríos, precedidos de bostezos, pandiculaciones y dolor de cintura, luego fiebre alta, dolor de cabeza y vómitos, y al último el periodo de sudación.

El ataque principiaba á las 3 p. m. continuándose hasta la madrugada, hora en que recién conciliaba el sueño.

Dejamos pasar dos accesos, á fin de observar bien la marcha y tipo de la fiebre á la vez que examinábamos la sangre.

En dos exámenes encontramos los parásitos del *chucho*—cuerpos esféricos—en regular cantidad.

La fiebre era una terciana bien caracterizada. El 5 de Febrero día de remisión se dió principio al tratamiento inyectando en los brazos un gramo de biclorhidrato de quinina por la mañana y otro por la tarde. Muchos zumbidos de oídos.

El 6 á las 8 a. m. nueva inyección de 1 gramo, por la noche descenso de *dos décimos* en vez de la hipertermia que le correspondía.

En los dias 7 y 8 igual dósis á la misma hora. El enfermo se encuentra sano, debido á un nuevo milagro para él, y al biclorhidrato de quinina para nosotros.

Le aconsejamos volviera, á pesar de notarse sano, dentro de cinco dias para tomar unas tres inyecciones más, pero como la mayoria de los de su gremio, no lo hizo. Que su fé lo proteja de las recaídas y recidivas.

NOMBRE JESÚS PEREZ

Fiebre terciana, primera invasión

Mes de Febrero de 1893.

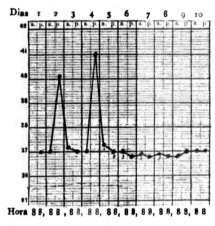

Observaciones — (1) Inyección hipodérmica de un gramo de biclorhidrato de quinina.

(2) Id id id id

(3) Id id id id

(4) Id id id id

(5) Id id id id

Historia Clínica

El Sr. Teófilo Nettleship, de nacionalidad inglesa, soltero, 42 años y de profesión contador, vino á consultarnos el 10 de Mayo de 1893 sobre un ataque de fiebre que había tenido el día anterior y que le pareció ser igual á los que tuvo dos años atrás cuando adquirió por primera vez el *chucho* en una de las islas del Paraná.

La constitución era buena, no existían antecedentes morbosos más que el indicado y en el exámen general, tan solo encontrábase aumento de la macidez esplénica y de su sensibilidad. Lengua sucia, mal gusto é inapetencia. Cámaras regulares.

El acceso había principiado el día anterior con prolongados escalofríos á las 5 p. m. elevándose la temperatura á 40°. En los dias anteriores ya no se encontraba bien, sentía gran caimiento por las tardes y repugnancia á los alimentos.

El día 10 por la mañana apirexia completa; examinamos la sangre sin resultado, pero repetido esto más tarde, al iniciarse los escalofríos, pudimos reconocer los cuerpos esféricos en gran abundancia.

El 11, nuevo exámen con resultados positivos, y como ya viéramos que se trataba de una fiebre intermitente de tipo cotidiano y de recidiva con un máximum termométrico de 40°2 resolvimos plantear el tratamiento desde el día siguiente.

12 de Mayo á las 8 a. m., una inyección de 1 gramo de bicloruro de quinina. Por la noche la fiebre subió á 38°2.

13 á las 8 a. m., otra inyección con igual dósis. El efecto fué menos pronunciado, la fiebre sube hasta 38°7.

14 á la misma hora, otra inyección de 1 gramo. La fiebre asciende más, con gran sorpresa nuestra y á despecho de la quinina, y llega á 39°3. No se ven más los hematozoarios palustres.

15 á las 8 a. m, la remisión aún no era completa ó la fiebre quería cambiar de tipo pasando del cotidiano al más grave de contínuo. Como estábamos seguros del diagnóstico, y el exámen no revelaba la existencia de otra causa que explicara la persistencia del estado febril, resolvimos duplicar la dósis de medicamento, y practicamos dos inyecciones

de 1 gr. c. u. con 4 horas de intérvalo. A la noche, en vez de ascender como en las anteriores, la hipertermia cedía, 37°5.

16, nada de fiebre por la mañana, á las 8 a. m. inyección de 1 gramo. A la noche 10 p. m. 37°6.

17, á las 8 a. m. inyección de 1 gr. Noche 37°4

18, » » » » » » » » » 37°2

19, » » » » » » » » » 37°.

20, el enfermo se encuentra bien, bastante animado con más apetito y en disposición de volver á su trabajo.

Le aconsejamos la hidroterapia y un régimen tónico y reconstituyente. No fué posible repetir el tratamiento después de pasados algunos dias porque el paciente se marchó al Rosario.

Casos tan rebeldes como el presente nos han enseñado la conveniencia y necesidad que existe en principiar el tratamiento hipodérmico con altas dosis—dos gramos al día—sobre todo cuando se trata de recidivas que es lo más frecuente.

NOMBRE: TEÓFILO NETTLESHIP

—

Fiebre intermitente cotidiana, recidiva

Mes de Mayo de 1893

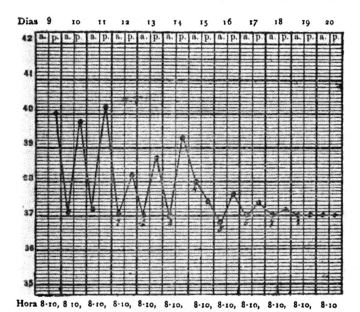

Hora 8·10, 8 10, 8·10, 8·10, 8·10, 8·10, 8·10, 8·10, 8·10, 8·10, 8·10, 8·10

Observaciones—1. Inyección de 1 gramo de bicloruro de quinina.
2. Id id id id.
3. Id id id id.
4. Dos inyecciones id id id cada una.
5. 1 id id id id.
6. 1 id id id id
7. 1 id id id id.
8. 1 id id id id.

§ IV

Tratamiento hipodérmico en el paludismo crónico

El nuevo método de curar el *chucho* por la vía hipodérmica encuentra en las manifestaciones crónicas del impaludismo tantas indicaciones como en las formas agudas, con la diferencia de que por la mayor gravedad y persistencia del paludismo crónico, hay necesidad de graduar la medicación proporcionalmente á las mayores resistencias á vencer.

Si es fácil y seguro obtener la curación de las fiebres de primera invasión que son casos de paludismo agudo, salvo algunas muy raras excepciones de que hablan ciertos autores pero que por nuestra parte no hemos visto, no puede el clínico abrigar las mismas seguridades para las formas crónicas como el *chucho opa* de las provincias del Norte.

Cuando la infección palustre toma el aspecto de la cronicidad, es porque los parásitos han reducido ya la cifra de los glóbulos rojos á su mínima expresión y determinado procesos irritativos que acarrean la hipertrofia del bazo é hígado, contribuyendo á acentuar más los trastornos digestivos, y en una palabra por que la carcoma del *chucho*, en su tarea incesante de destrucción, ha reducido á la economía á un estado tal de miseria orgánica que ya anuncia la proximidad de la caquexia.

El *chucho opa*, cuyas débiles reacciones febriles pasan desapercibidas para algunos enfermos, es uno de los estados de la infección palustre que más trabajo dá al médico para vencer.

En estos enfermos, las funciones gastro intestinales se hallan alteradas, por regla general; inapetentes, dispépticos, con marcada tendencia á los vómitos, unas veces extreñidos y otras con diarrea, pero siempre atribuyendo la causa de sus males á la gran cantidad de quinina que los médicos les han hecho tomar, como los sifilíticos inculpan al mercurio todas las manifestaciones de la diátesis.

La sola idea de que van á tomar quinina ya les determina náuseas ó principios de gastralgia.

En todos estos casos, que son numerosos, el médico encuentra en la vía hipodérmica un recurso precioso para combatir el mal.

No es fácil establecer una regla ó fórmula general para el tratamiento del paludismo crónico, pues algunos enfermos se curan con relativa facilidad y con pocas inyecciones, si bien son los menos; otros muy rebeldes reclaman un tratamiento activo y prolongado y finalmente existen algunos que no se curan. (Al fin de este artículo, hallará el lector historias clínicas que responden á estos tres casos).

Sin embargo indicaremos nuestra manera de proceder.

Como en todos los padecimientos, la mejor brújula para guiar la terapéutica, son los efectos observados en el enfermo mismo.

Como en el paludismo agudo y en cualquier momento, haya ó no estado febril, principiamos con dos inyecciones de 1 gr. c. u. de biclorhidrato de quinina, mañana y tarde, para reducir á una sola, en la mañana de los días subsiguientes.

Observamos la marcha de la fiebre; si declina aunque mas no sea que dos ó tres décimos por día persistimos en las mismas dósis hasta la extinción completa. Si la temperatura se estaciona en 38°8 por ej. ó en 38°, practicamos dos inyecciones como en el primer día y una en los siguientes.

Cuando se apaga la fiebre de esta manera, es de todo punto indispensable repetir el tratamiento después de una tregua de cinco días y entonces hacemos cinco inyecciones de 1 gr., á una por día. Si el caso ha sido rebelde hay conveniencia en dejar trascurrir diez dias y practicar una última serie de cinco inyecciones con igual dósis.

Es de buena práctica no fiarse á los solos esfuerzos de la medicación específica y echar mano de otros elementos coadyuvantes que tienen influencia positiva en el tratamiento del paludismo crónico.

Los parásitos son destruidos por lo general después de las primeras inyecciones y, si la fiebre persiste es porque aun no han desaparecido los focos de irritación, y los trastornos á que dieron origen mientras vivían así como las alteraciones *post parasitarias*, reclaman tiempo y una terapéutica apropiada para desaparecer por completo.

Si el enfermo tiene medios para cambiar de clima, es el primer consejo terapéutico que el médico debe dar á su cliente y no esperar á que la cronicidad del padecimiento lo lleve hasta la caquexia é incurabilidad,

Las provincias de Tucumán, Salta y Jujuy tienen en la región montañosa numerosos parajes completamente indemnes y con un clima delicioso en el verano que invita á los chuchentos á cambiar sus males por la salud que allí se respira. (Véase el capítulo (IV. § III).

Los que crean más conveniente retirarse á Córdoba, encontrarán también en la ciudad y sobre todo en sus sierras de la Calera, Cosquín, etc., un clima muy favorable al restablecimiento de los palúdicos.

Los baños de mar están muy indicados en la prolongada convalescencia del *chucho*, pero desgraciadamente son muy contados los que pueden venir de las provincias del Norte á buscar en las aguas del Mar del Plata ó Montevideo un rápido y agradable restablecimiento.

La gran mayoría de los enfermos, no pueden cambiar de localidad y entonces el médico tiene que hacer uso de otros recursos.

La hidroterapia ofrece un poderoso factor contra la rebeldía del *chucho opa*. La prescribimos conjuntamente con el tratamiento específico en forma de baño de lluvia ó inmersión fría, diarimente.

Si hay fiebre, la disminuye, el enfermo se reanima y entona, y el apetito reaparece más pronto.

En las provincias de fiebre que es donde mayor falta hace, es algo dificil y caro proporcionarse este precioso recurso por no existir dotación de aguas corrientes, pero no es imposible.

La ducha horizontal móvil desempeña un gran rol como coadyuvante en el tratamiento del paludismo crónico. Ella debe ser dirigida especialmente sobre las regiones hepáticas y esplénicas, pero bajo la inmediata inspección del médico.

Sus efectos son buenos en las congestiones viscerales que siempre acompañan la malaria, pero se dará principio con duchas suaves de poca presión; pues como se ha observado, un golpe algo fuerte y frío sobre el bazo puede, al sacudir este órgano, hacer contraer los vasos é introducir al torrente circulatorio general algunos hematozoarios encerrados en ellos y determinar un acceso febril ó recaída.

La ducha circular en forma de lluvia no tiene este peligro.

Si durante la administración de un baño de inmersión, lluvia ó ducha, el enfermo siente escalofríos, debe sacársele inmediatamente.

Excusado parece decir que, cuando el *chucho* va complicado de bronquitis ó neumonía, los baños y duchas frías están contraindicados.

Mientras permanecimos al frente del establecimiento balneario del Rosario de la Frontera, disponíamos de una instalación completa de duchas que mandamos construir para la asistencia de los bañistas en la temporada de invierno y tratamiento de los chuchentos en el verano. Allí pudimos apreciar los grandes resultados de la medicación hidroterápica en su calidad de complemento á la específica.

Las duchas descongestionan el hígado y bazo, pero á condición de perseverar un poco en el uso de ellas, por lo menos durante un mes, salvo el tratarse de congestiones ligeras que desaparecen con pocas duchas.

Los caquécticos reclaman una hidroterapia más larga y prolija por lo delicado de su estado, siendo necesario acompañarla no solamente del agente específico, sinó también de tónicos y reconstituyentes.

Reconocemos pués en la hidroterapia un poderoso factor que recomendamos con entusiasmo en el tratamiento del *chucho*, como un valioso complemento á la medicina específica, pero sin pensar como Fleury que la ducha bien empleada puede por sí sola curar el paludismo en cualquiera de sus períodos, y mucho menos como Dauvergne que llegaba á pensar en su entusiasmo hidrófilo, que la quinina debería ceder el paso á la hidroterapia.

En el paludismo crónico, las recaídas de los accesos febriles se repiten á veces con gran persistencia y á despecho de la medicación específica, haciendo que la anemia y consunción general, marche con una rapidéz desesperante. El médico debe en estos casos colocar el enfermo en las mejores condiciones posibles á fin de que el organismo por su parte pueda luchar contra su elemento destructor.

La medicación tónica, útil en todo período de la enfermedad, encuentra acá su indicación más positiva, pues trátase de organismos que se consumen de dia en dia y que reclaman elementos de nutrición y vida para no desaparecer.

Los alimentos serán de fácil digestión, y tan abundantes como el paciente pueda tolerarlos.

Con los amargos en general se consigue despertar

algo el apetito. Muchas preparaciones oficinales que vienen bajo el rubro de *vinos tónicos,* son buenas, pero tienen el inconveniente de su alto precio para la mayoría de los chuchentos, que pertenecen á la clase media y obrera. Para estos, prescribimos la siguiente bebida que nos ha dado buenos resultados:

T.

Tintura de genciana ....⎱—
Id   de cardamomo compuesta..⎰ āā ..... 5 gramos

Vino de quina...................................... 900   ,

Jarabe corteza de naranjas................... 100   -

M. y rot. Por copitas.

De esta bebida hacemos tomar una copita media hora antes de cada comida, y támbién en los intérvalos, si el paciente se encuentra en un grado de debilitamiento bastante avanzado..

Los preparados ferruginosos, como el tartrato y citrato de hierro amoniacal, ioduro de fierro, tartrato férrico potásico etc. tienen su indicación sobre todo en los casos complicados con diarrea, pero no hay que esperar los mismos resultados que en la clorosis. En los estípticos no deben usarse.

Los vinos que no se elaboran en las trastiendas de las casas de negocio, podrán recomendarse á discreción en las comidas.

La cerveza, el café, té y mate, para los que no pueden costearse otra cosa, es conveniente como bebida usual, pues á más de su acción fisiológica propia, reunen la ventaja de que el enfermo consume una agua que ha sido esterilizada por la ebullición.

La medicación tónica, así como la hidroterápica y cualquier otra como la arsenical que se emplee en el tratamiento del paludismo crónico, deberá ir precedida ó acompañada de la medicación específica, si se quiere alcanzar resultados positivos.

Si el enfermo después de curado, vuelve al sitio ó foco palustre donde contrajo la afección, es seguro que una grave recidiva le espera.

El médico aconsejará en cada caso, las precauciones profilácticas de que ya hablamos en el capítulo dedicado al tratamiento preventivo.

Historia clínica

Antolin Gimenez, soltero, 34 años de edad, santiagueño, con tres años de residencia en Tucumán donde se ocupa en el cultivo del arroz, vino á consultarnos el 30 de Enero de 1893.

Contrajo el *chucho* al poco tiempo de llegar; la primera vez que le atacó fué muy fuerte y las consecutivas más débiles; se curaba viniendo á la ciudad donde le daban la quinina.

En Noviembre del año anterior había sufrido un ataque fuerte de *costado* (neumonia) probablemente de orígen palustre, pues se curó pronto; por lo demás, ha sido siempre sano.

El enfermo refiere que casi nunca se siente bien, pues cuando no le dá el *chucho* (para ellos tan solo tienen el *chucho* cuando sienten escalofríos ó por lo menos fiebre alta y *pasmos*, es decir, sudores profusos), le duele la cabeza ó siente un caimiento (fiebre lenta) que no le deja ganas para trabajar ni comer y que esto se repite sobre todo en los veranos. Ahora añadía, me ha dejado el *chucho* pero en cambio tengo una diarrea que no la puedo cortar y es por esto que vengo á verlo pues me he enflaquecido mucho.

Sospechando que tan solo se trataba de un caso de paludismo crónico, y que la diarrea era consecutiva al mismo, procedimos al examen de la sangre al estado fresco. Desde el primer momento reveló la existencia de los cuerpos esféricos y medias lunas; hacía seis meses que no tomaba quinina.

Le pusimos el termómetro y marcaba 37°9 á las 8 a, m. pensamos que se iniciaba un ataque, pero luego vimos que correspondía á la exacerbación febril de un *chucho crónico.*

En el exámen general encontramos; facies demacrada y de color pálido oscuro, conjuntivas anémicas, casi del color de la esclerótica. Lengua sucia, repugnancia á todo alimento y de cinco á seis cámaras líquidas por día. El bazo muy aumentado de volúmen, cinco traveses de dedo en el sentido vertical, pero poco sensible; el hígado igualmente algo abultado; enflaquecimiento y gran pérdida de fuerzas.

Observamos un día más la marcha de la fiebre, que se presentaba irregular y tan débil que el enfermo no sospechaba que existiera, y sin preocuparnos de la diarrea que ya había sido tratatada con muchos remedios, dimos principio al tratamiento específico el 1º de Febrero á las 8 a. m. inyectando

un gramo de bicloruro de quinina. Como alimentación aconsejamos, café con leche, caldo, jugo de
carne y buen vino.

La temperatura que esa mañana era de 38⁰, bajó
á la tarde tan solo 6 décimos.

El 2 de Febrero duplicamos la dósis, haciendo
una inyección á las 8 a. m. y otra á las 12 m. El
descenso fué algo más pronunciado que en el día
anterior pues de 38⁰2, bajó á 37⁰2.

El 3, á las 8 a. m. 37⁰2, inyección de 1 gr. la
temperatura vino á 36⁰5 en la tarde; la diarrea reducida á tres cámaras por día; los alimentos repug-
nan menos

El 4, á las 8 a. m. 36⁰9 una última inyección de
un gramo; prescribimos el uso del vino de quina y
baños fríos, muy cortos al principio.

El 5, nada de fiebre, la diarrea contenida, vuelven
las fuerzas y principia á tomar alimentos sólidos.

El 6, continúa restableciéndose; aconsejámosle no
ocuparse más en cultivos de arroz, so pena de vivir
y morir con el *chucho* aunque él no lo conociera.

Le indicamos volviera pasados unos tres días más,
para repetir las inyecciones y asegurar la curación,
pero no lo hizo, sin duda por creerlo innecesario.

En el trazado termométrico, puede verse la marcha irregular que toman algunas de estas fiebres
del paludismo crónico; fiebres solapadas que, cual
ladrón avezado, nos roban insensiblemente la salud
y la vida.

Este caso no fué rebelde al tratamiento, contraria-
mente á lo que esperábamos por su data y compli-

cación. En cambio, otros como el siguiente, necesitan mayor dósis de medicamento.

NOMBRE : ANTOLIN GIMENEZ

—

Fiebre irregular, paludismo crónico, recidiva

Mes de Enero y Febrero de 1893.

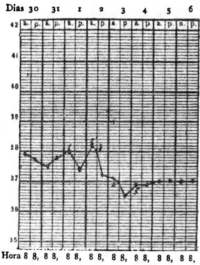

Observaciones—1. 1 gramo de bicloruro en inyección hipodérmica.

2. 1 id id id id

3. 1 id id id id

4. 1 id id id id

5. 1 id id id id vino de quina y baño frio.

Historia Clínica

—

Señorita D. D., 17 años, sin más antecedente morboso que el de haber adquirido el *chucho* cuando chica, en Tucumán, y el de haber sufrido varias recidivas y recaídas en distintas épocas.

En el año 1891 la asistimos de una terciana sumamente rebelde á toda medicación. En esa fecha no habíamos puesto en práctica el método de curación hipodérmica, pero algunos colegas que la ha bian visto antes que nosotros, le practicaron inyecciones con pequeñas cantidades de quinina 10 ó 20 centíg. por inyección como aconsejan los autores, pero sin ningún resultado.

Fué necesario acompañar á la ingestión de la quinina los efectos benéficos del cambio de clima y de un largo viaje para conseguir su curación.

La enferma regresó sana y bastante gruesa.

En el mes de Mayo de 1893 se nos llamó con gran apuro para ver la misma niña.

Su estado general era muy satisfactorio aparentemente. Según la familia, desde días atrás la notaban algo caida, con poco espíritu y sin ganas de comer, había perdido su buen apetito, hasta que el dia 1º de dicho mes le sobrevino un dolor bastante violento en el flanco izquierdo, acompañado de náuseas y vómitos que no le permitían retener ni el agua en el estómago.

El cuadro de síntomas parecía responder á un cólico nefritico, aunque nos llamó mucho la atención la extraordinaria sensibilidad de toda la región esplénica que no consentía ni una suave percusión, y á más había un poco de fiebre 38°.

Practicamos una inyección de morfina y prescribimos dieta láctea, recomendando á la familia tomar varias veces la temperatura y guardarnos la orina.

El día 2 por la mañana, nada de fiebre, en la noche anterior había subido á 38°6, los vómitos calmados le permitieron tomar leche, el dolor menos fuerte, pero toda la región esplénica y hombro izquierdo muy sensible á la palpación. Las orinas un ·

tanto febriles, no ofrecían nada de anormal. A **la** tarde el mismo cuadro sintomático que el día **ante**-rior, dolor violento, vómitos y temperatura 38°4.

El 3 á las 8 a. m., apirexia y bienestar **general** relativo, toma leche sin volverla, pero el dolor **y** sensibilidad persisten, aunque más debilmente **que** por la tarde.

A la noche repetición del mismo acceso que en **los** dos dias anteriores con un ascenso térmico á 38°5. La orina que continuábamos examinando diariamente no revelaba padecimiento alguno de parte **del** aparato renal.

No quedando la menor duda de que se trataba tan solo de una de esas curiosas como raras complicaciones con que nos suele sorprender el paludismo en sus formas crónicas, resolvimos plantear el tratamiento hipodérmico, único posible por otra parte.

El 4, á las 8 a. m., se le administra una gramo de bicloruro de quinina en una inyección hipodérmica. La temperatura subió á 37° 9 en la noche, pero ya sin vómitos y con un dolor más tolerable.

El 5, dos inyecciones de 1 gr. c. u, con cinco horas de intérvalo. Por la tarde 37° 4, nada de vómitos ni de dolor; persiste tan solo la sensibilidad á la presión y palpación que revelan aumento del bazo.

El 6 y 7 á las 8 a. m , inyecciones de 1 gr. y como siempre habian sus 5 décimos por la noche, prescribimos un baño frío todas las tardes y el uso del vino de quina como estimulante del apetito.

El 8, 9 y 10, continúa el mismo tratamiento á igual dósis, pero ya la fiebrecita desciende paulatinamente, para desaparecer entre los días 11 y 12 en que tan solo se inyectan 50 centíg. diarios.

El 13 su restablecimiento era completo y la familia, muy conocedora de *chuchos*, tuvo que convencerse de su error y de que toda aquella tempestad no había sido más que efectos del paludismo.

Continuó por mucho tiempo usando el vino de quina y la hidroterapia. Se emplearon en su tratamiento 9 gramos de biclorhidrato de quinina, pero la curación fué radical.

NOMBRE : SEÑORITA D. D., 17 años

Fiebre intermitente cotidiana (de forma crónica) recidiva

Mes de Mayo de 1893.

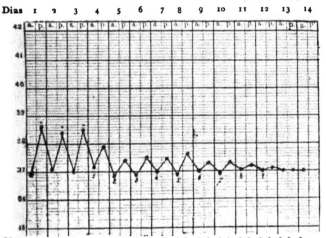

Observaciones—1. Inyección de un gramo de bicloruro de quinina.
2. Dos inyecciones de un gramo c. u. de bicloruro, con 5 horas de intérvalo.
3. Inyección de un gramo de bicloruro.
4. Inyección de un gramo, vino de quina y baño.
5. Un gramo.
6. Un gramo.
7. Un gramo
8 y 9. Cincuenta centígramos.

Historia Clínica

—

Señor A. M. francés, casado, 57 años de edad y con más de 25 de residencia en Tucumán, donde sufrió numerosos ataques de *chucho*.

Vino á Buenos Aires el 23 de Abril de 1893 y se nos llamó para asistirlo en junta con el Dr. Güemes.

Antecedentes: No había sufrido en su vida más que de los efectos de la infección palustre y últimamente hacía dos meses que sentía todas las tardes un poco de fiebre que desaparecía á la mañana siguiente.

Esta fiebre lenta, pero de paso seguro en su rol destructivo, había sido tratada en Tucumán por altas dósis de quinina, arsénico, fierro, etc., sin conseguir la menor ventaja contra el enemigo. La consunción aumentaba día á día, el paciente ya rehusaba tomar más quinina, le repugnaban todos los alimentos, vomitándolos con frecuencia si se le hacía presión para tomarlos y las fuerzas reducidas á su última expresión, tan solo le permitían dar algunos pasos.

En tal estado, lo trajeron á Buenos Aires. Algo tarde se buscaban los buenos efectos del cambio de clima.

En los días 24 y 25 lo examinamos atentamente: en el aparato respiratorio nada de anormal, tan solo la voz débil; las facultades intelectuales en perfecto estado por la mañana; á la tarde y bajo la acción de la fiebre notábase incoordinación de las ideas y hasta verdadero delirio; en el aparato digestivo, lengua cargada, vómitos algunas veces y estreñimiento; el aparato urinario, funcionaba normalmente; anemia profunda, las conjuntivas palpebrales blancas y gran enflaquecimiento.

El abdomen relativamente aumentado de volumen por el crecimiento hipertrófico del hígado y sobre todo del bazo.

No acusaba otro dolor que el de la región esplénica, dolor que se exacerbaba todas las tardes espontáneamente y á la presión. La esplenomegalia era tal que la zona de macidez medía á la percusión una línea de once centímetros en el sentido vertical.

El exámen de la sangre no reveló la existencia de parásitos como lo esperábamos, pues había tomado mucha quinina hasta antes de venir á la capital.

La temperatura era de 37°, pulso 75 por la mañana, y de 38° 4 con 90 pulsaciones á la tarde; al declinar el acceso febril había sudación, pero el frío inicial no existía. El mismo enfermo conocía la venida de la fiebre por la gran postración que lo dominaba.

Hicimos el diagnóstico de paludismo crónico con hipertrofia del bazo y un pronóstico muy grave.

El 26, principiamos el tratamiento con una inyección de un gramo de bicloruro de quinina y un poco de calomel y ruibarbo para mover el vientre. Véase el cuadro térmico de esta historia.

El 27, segunda inyección de 1 gramo por la mañana, que como la del día anterior no produjo efecto sensible en la fiebre. Prescribimos vino de quina, jugo de carne, leche con café y coñac cuanto pueda, carne de pescado, vino tónico de Bravais, etc. etc., á fin de vencer su repulsión á todo alimento y oponerse hasta donde fuera posible á su rápida extenuación.

El 28, *dos* inyecciones de 1 gramo c. u.

El 29 que no se le practicó inyección, la temperatura subió á 38° 5. Se prescriben baños fríos de inmersión y corta duración, porque no podría resistir á la ducha.

El 30, dos inyecciones de 1 gramo c. u., sin resultado; temperatura 38° 5.

El 1º de Marzo, 1 gramo en inyección por la mañana, y á las doce otro en dos cachets, por la vía gástrica, para probar; estas le reprodujeron los vómitos, y ese dia no tomó alimento.

El 2, inyección de 1 gramo, temperatura 38°.

El 3, dos inyecciones de 1 gramo c. u., con 4 horas de intérvalo, temperatura 37° 8.

Los días 4, 5, 6, 7 y 8 se continuó con la misma dósis sin que la fiebre de todas las tardes cediera un ápice.

Convencidos de la ineficacia de la medicación específica en este caso después de haberle inyectado 16 gramos de bicloruro de quinina, lo suspendimos para continuar con los tónicos y la hidroterapia tan solo.

Todo el beneficio que reportó la quinina fué calmar el dolor del bazo, pero la gravedad del estado general aumentaba conjuntamente con la aparición de edemas en los sitios de mayor declive.

Ensayamos el arsénico, pero hubo que suspenderlo porque ocasionaba vómitos hasta en pequeñas dosis.

Del 9 al 15 se le practicaron inyecciones de líquidos orgánicos, sin mejor resultado.

La postración cada vez mayor, lucidez por la mañana, delirio á la noche, voz apagada, lengua seca. El 19, le practicamos con el Dr. Castro una inyección subcutánea de suero artificial de 900 gramos; se consiguió que las mucosas se humedecieran un tanto.

La gravedad se acentúa; el 22 rehusa en absoluto todo alimento, pierde la voz y queda sumido en un estado comatoso hasta la mañana del 26 en que el *chucho* terminó su obra destructora, sacrificando una víctima más, á despecho de la ciencia.

Estos casos de paludismo inveterado, no son raros por desgracia en nuestras provincias: reclaman como base de tratamiento, el cambio de clima en tiempo oportuno, antes que la caquexía palustre haga inútil toda medicación, mandándolos de preferencia á las montañas, costas de mar si es en el verano, y á cualquier otra provincia no palustre en el invierno.

NOMBRE: SEÑOR A. M., (57 años de edad)

Fiebre, paludismo crónico con hipertrofia del bazo

Mes de Abril y Mayo de 1893.

Dias 23 24 25 26 27 28 29 30 1 2 3 4 5 6 7 8 9 10 11 12 13 14 15 16 17 18 19 20 21 22 23 24 25 26 27

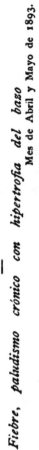
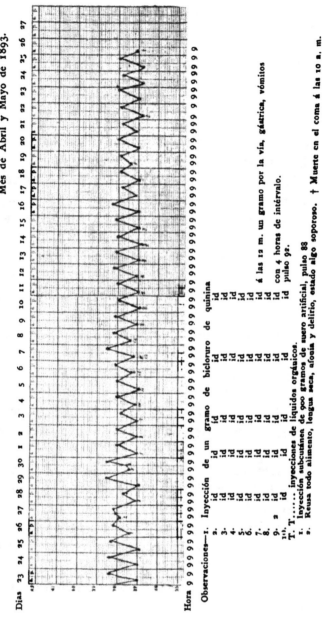

Hora 9 9 9 9 9 9 9 9 9 9 9 9 9 9 9 9 9 9 9 9 9 9 9 9 9 9 9 9 9 9 9 9 9 9 9 9 9 9 9 9 9 9 9 9 9

Observaciones—1. Inyección de un gramo de bicloruro de quinina
2.   id
3.   id
4.   id
5.   id
6.   id
7.   id   á las 12 m. un gramo por la vía, gástrica, vómitos
8.   id   con 4 horas de intérvalo.
9. 2 id   pulso 92
10.   id

T. T...... inyecciones de líquidos orgánicos.
1. Inyección subcutánea de 900 gramos de suero artificial, pulso 88
2. Reusa todo alimento, lengua seca, afonía y delirio, estado algo soporoso. † Muerte en el coma á las 10 a. m.

§ V

El azul de metileno contra el chucho.

Para cerrar este capítulo, donde creemos haber puesto de relieve la superioridad del tratamiento hipodérmico con las sales de quinina, en la curación del *chucho* en sus formas agudas y crónicas, y los indiscutibles beneficios que el médico prolijo puede obtener de él en obsequio de sus enfermos, trascribiremos un interesante articulito publicado en el *Progrès Mèdical* por B. y J. Noir sobre el azul de metileno como agente curativo de las fiebres intermitentes.

AZUL DE METILENO
(Progrès Mèdical)

De los colores de anilina, el *azul de metileno* es el que produce mejores resultados en terapéutica. Se le administra por la vía gástrica á dósis diarias de 1 gramo ó en inyecciones sub-cutáneas. Es indispensable usar azul de metileno puro, libre de cloruro de zinc. (Crinon).

Principales efectos fisiológicos

La primera administración del azul de metileno, con frecuencia provoca náuseas y aun vómitos en los sugetos bien constituidos, especialmente en las mujeres; pero estos accidentes no se repiten en la segunda ó tercera dósis. Dado por la vía gástrica, colorea en azul la saliva, las heces, el sudor y las orinas. Al cuarto de hora de tomarle, las orinas adquieren primero una coloración verde azulada y por fin azul. De acción antipirética muy débil, en los sujetos sanos (0.15 próximamente) determina una pequeña elevación de la tensión sanguinea con ligero retardo del pulso. Se observan los mismos efectos cuando es administrado en inyecciones subcutáneas, pero las heces, la saliva y el sudor no se colorean en azul.

Efectos terapéuticos

Guttmann y Erlich preconizan el azul de metileno como analgésico; Combemale y François, siguiendo el ejemplo de aquellos autores, le han usado con buen éxito contra las neuralgias, y contra las neuritis y los dolores del tabes. Y aún obtuvieron algunos efectos satisfactorios en el reumatismo articular agudo, dolores osteócopos é hidartrosis traumática. El dolor desaparecía á las dos horas próximamente de la absorción del medicamento, reapareciendo á las 6 ú 8 horas después. Bonnet y Layer le aconsejan en la blenorragia. Netchaïef de Moscou, (Deutsch. med. Wocpenschr, 1893, núm. 20), basándose en su eliminación por la vía renal le ha usado en las nefritis de orígen microbiano. La curación se manifestaría consecutivamente á una diuresis abundante, debiéndose notar que esta acción diurética solo se produce en los enfermos atacados de nefritis. El azul de metileno dá en la malaria preciosos resultados.

Empleado primero por Erlich y Guttmann le han experimentado recientemente Parenski y Blatteis (Ter. Monats., Janvier 1893); Dabrososky (Vratch, 1893, 11, pájina 304) atribuye su acción curativa á una modificación del plasma sanguíneo, y no á propiedades bactericidas, aun cuando es fijado enérgicamente por el plasmodium malariae.

Empleo en inyecciones sub-cutáneas

Inyéctese 2 á 4 c. c. de la siguiente solución :

Azul de metileno.................. .... 1 gramo
Agua destilada......................... 50 »

para las neuralgias.

En la malaria inyéctese primero 2 c. c. cada 24 horas de una solución al 1 por 100, y después de varios días úsese la solución al 5 por 100. La inyección no es dolorosa, ni determina reacción local.

La fiebre malárica cede de la tercera á la quinta inyección.

B. y J Noir.

———————

Es sabido que los hematozoarios del paludismo tienen gran afinidad por el azul de metileno, son metilenófilos pues es precisamente la sustancia que sirve para teñirlos y volverlos más visibles, de manera que si tuviera propiedades parasiticidas su rol terapéutico podría equipararse al de la quinina; más según Dabrososky su acción curativa la debe á una modificación del plasma sanguíneo antes que á propiedades bactericidas que no posee.

Aún no hemos tenido tiempo de ensayar este nuevo agente en el tratamiento del *chucho*, y por lo tanto nos abstenemos de emitir opinión hasta reunir elementos suficientes para formar criterio propio.

CAPITULO VII

—

TRATAMIENTO CURATIVO.

—

VÍA GÁSTRICA.

§ I

Historia de la quina.

Precedemos el último capítulo consagrado al tratamiento curativo del *chucho*, de una breve reseña
histórica sobre el descubrimiento de los cinconas, sus
caracteres botánicos y distribución geográfica, por
que pensamos que un trabajo de la naturaleza del
presente, eminentemente americano, tiene la obligación de estudiar todo cuanto atañe al descubrimiento del agente curativo más precioso de que dispone
la terapéutica.

La América benefició á la humanidad, más que
con los cuantiosos tesoros que le sustrajeron sus descubridores y que con el nuevo mundo á poblar que

les brindaba, con las milagrosas virtudes de las cortezas de las quinas.

El descubrimiento de América, el más grandioso por sus proyecciones trascendentales á través de los siglos presentes y venideros, tan solo ha sido funesto á dos especies animales que para mayor contraste, limitan los extremos opuestos del reino zoológico: la de los *hematozoarios del paludismo* en Europa y la *especie de los indios* en América. El nuevo mundo, sumido en la barbarie, proporcionó los *polvos de quina* para destruir aquellos inconscientes protozoarios tan perjudiciales á la especie humana, y el viejo continente en el apogéo de su civilización del siglo XV dió la pólvora para exterminar estos *salvajes* bimanos, que conscientemente defendían pal-mo á palmo su territorio. La destrucción fué grande en ambos mundos, pero como las leyes naturales sobre la evolución y el transformismo no son obras de un día, aun se conservan los *hematozoarios* en Europa y los *indios* en América. La quina y la pólvora siguen por lo tanto desempeñando su importante, si bien antagónica misión.

No obstante la opinión de algunos autores, que se empeñan en rodear por el misterio y desconocer á los verdaderos y primitivos descubridores de las virtudes curativas de la quina, debemos sostener lo que ya anticipamos en otro trabajo que corre impreso, esto es que el orígen de ese descubrimiento es tan americano como el de los mismos cinconas. Los indios del Perú fueron los primeros en reconocer sus propiedades medicinales y en usarlas, hasta que los españoles dándose cuenta de su importancia, la difundieron por todo el mundo.

Nada tiene de extraño ni de violento á la sana razón, que los naturales del país realizaran tamaño descubrimiento, antes que los europeos más civilizados é instruidos lo sospecharan siquiera, cuando en pleno siglo XIX, época de mayores luces y progresos, hemos visto también precedernos á los *indios* de Bolivia, en el descubrimiento de las propiedades medicinales de la coca.

La quina y la coca constituyen dos de los más preciosos agentes de que dispone la terapéutica en la actualidad, y podemos estar satisfechos de que ambos por su orígen y descubrimiento, sean americanos.

Háse dicho que las propiedades medicinales de la quina no fueron conocidas en Europa ni América hasta el año 1638, y á la verdad que es muy difícil adivinar la razón de ser de esa afirmación en cuanto á la última parte se refiere.

Que en Europa no le conocieran hasta la fecha de su importación, se comprende; pero que fuera desconocida en América hasta ese momento no hay razón que lo explique, salvo el caso que se pretende decir que los indios del Perú descubrieron la quina para curar á la esposa del virey condesa de Chinchón, lo que tampoco es aceptable.

Lo natural es pensar, que las quinas fueron conocidas en América, no solamente muchos años antes que en Europa, sinó que los americanos del tiempo de la conquista, han debido aprovechar sus virtudes curativas durante largos años, hasta que la voz popular hizo llegar á oídos de las autoridades españolas la narración de las curas maravillosas que con la corteza del Perú se obtenían.

En medicina, como en muchas otras ciencias, el empirismo ha sido con frecuencia el principal factor de descubrimientos importantes.

Un naturalista distinguido, José de Jussieu, que vino á América en 1735 con la misión de estudiar la flora y fauna de estos países y de remitir colecciones al jardín botánico de París, no discute á los naturales del Perú la prioridad en el descubrimiento de las quinas, y antes por el contrario se la reconoce ampliamente como se puede ver en el siguiente párrafo de una nota escrita en latín cuatro años más tarde al practicar un viaje á Loja.

Certum est qui prius notitiam virtutis et efficatiæ, hujus arboris habuere, fuisse Indos, vici Malacatos, etc. (Trousseau y Pidoux pág. 539)

Los indios del Perú y Bolivia han sido siempre y aún lo son, unos curanderos incansables que usan gran variedad de yerbas indígenas á las que atribuyen, con ó sin razón, propiedades y efectos activísimos.

En los 146 años trascurridos entre el descubrimiento de América y el conocimiento de la quina en Europa, es probable que dicha corteza fuera usada en las tribus pobladoras de las regiones febriles, y si los conquistadores del vasto imperio de los Incas—que dicho sea de paso demostraba con sus obras y organización política un cierto grado de adelanto y civilización—no repararon antes en ella, fué, sin duda por la indiferencia y el desprecio con que hoy mismo miramos á la terapéutica de esos empíricos que entre mil inofensivas paparruchas, suelen tambien llevar en el fondo de las alforjas, verdaderos tesoros, cuyo valor intrínseco no es facil estimar.

La tradición refiere que habiendo oído el corregidor del Perú que en el pueblo, la gente se curaba con la quina, le aconsejó á la esposa del Virey conde de Chinchón que la usara para combatir una calentura intermitente muy rebelde. Como la condesa sanó, se hizo gran partidaria y propagandista de los polvos de quina, por lo que les llamaron *polvos de la condesa.*

En un período de 30 años, desde 1638 á 1668, la quina fué llevada á Europa, por Juan del Vego que la introdujo en España, y los Jesuitas la hicieron conocer en Italia, Francia, Inglaterra y otros paises, por lo que se les llamó *polvos de los jesuitas.* El cardenal de Lugo repartía gratuitamente los polvos de quina á los febricientes pobres, de donde le vino también el nombre de *polvos del cardenal.* El introductor de la quina á Bélgica, parece haber sido Pierre Barba.

En 1640 cuando el conde y la condesa de Chinchón regresaron á España, llevaron gran cantidad de quina que distribuyeron profusamente hasta hacer conocer y acreditar el nuevo medicamento.

Al principio, la suerte de la quina fué muy varia, contó con grandes partidarios y tuvo también incansables detractores. En 1660 según el testimonio de Sydenham ya estaba admitido en Inglaterra el uso de la quina; pero con bastantes resistencias, que encontraban su razón de ser en la falta de conocimiento de un tratamiento metódico y de sus indicaciones precisas, hasta el punto, de que aún en 1668 escribió Sprengel (Tomo V. pág. 428) que no se sabía emplear la quina, que nadie había precisado hasta entonces los casos en que la medicación estaba indicada.

Parece que Sydenham hacia el año 1670 había conseguido volver á poner en boga la medicación quínica en Inglaterra, pero fué sobre todo Talbot, quien nueve años más tarde rodeándola por el misterio y charlatanismo le dió repercusión universal.

Talbot, que para la mayoría de los historiadores no era más que un empírico afortunado, alcanzó tal reputación por las curas realizadas con su milagroso específico, que según Sprengel los celos profesionales que había despertado en su país, obligaron al gobierno inglés á munirlo de ciertos documentos que lo ponían al abrigo de las persecuciones de la escuela de medicina.

Si un empírico ó médico según otros como Talbot era el que difundia, sin conocer él mismo la causa íntima, las virtudes curativas de una pócima en que entraba la quina y que mantenía en el secreto, despertando no solo la indiferencia sinó un espiritu de viva hostilidad por parte del mundo científico, ¿qué habría de extraordinario en aceptar que en América donde los científicos eran muy reducidos, pasaran muchos años, antes de aceptar á los empíricos indios del Perú el modo de curar las fiebres con la cáscara de los quinos?

En 1672, Talbot se traslada á París buscando nuevo escenario; sus triunfos y buena suerte no fueron menores en la capital francesa que en su propio país donde según parece usaba el nombre de Tabor.

Tuvo ocasión de curar á Luis XIV de una calentura intermitente muy rebelde, lo que le valió una pensión vitalicia de 2000 francos, el título de caballero y lo que más le interesaría, la suma de 2000 luises de oro por el derecho de publicar el secreto de su medicamento (Sprengel).

También le valió esa cura real, el que Antoine d'Aquin, primer médico de la corona de Francia, le reprochara el haberse equivocado en el tratamiento del Delfín, pues había tomado por fiebre intermitente lo que no era más que una simple fiebre biliosa. Exactamente lo que con alguna frecuencia se ve aún en nuestros dias; la medicina y los médicos han adelantado muy poco en este sentido, y día llegará en que las escuelas de medicina se verán precisadas á establecer una cátedra de moral profesional.

En 1689 se dió á la publicidad *el remedio inglés para la curación de las fiebres* por orden del Rey. El tal medicamento no era más que una tintura vinosa de polvos de quina que su fabricante procuraba disimular con la adición de otros ingredientes, tales como el perejil y una decocción de anís, á estar al testimonio de Jean Jones.

Luis XIV con su autoridad y desprendimiento, y Tabor sin buscar más que su negocio, fueron los que en aquella época sentaron mejor la fama curativa de la corteza del Perú.

Desde entonces la quina ha luchado ventajosamente contra sus impugnadores, siempre que no se la sacaba del verdadero campo de acción de sus virtudes ó propiedades terapéuticas.

En 1738 principian los estudios botánicos de las quinas con el trabajo de La Condamine que descubrió el primer *cinchona*, llamado primitivamente *Cinchona condamínea* y denominado después por Lineo como *Cinchona officinalis*. En seguida José de Jussieu, Ruiz y Pavón, Humboldt y otros naturalistas continuaron describiendo distintas especies de quinas.

En 1789 Ruiz y Pavón visitaron el Perú y Chile, Mutis la Nueva Granada, haciendo conocer las nuevas especies de *cinchonas* que poblaban aquellas regiones y las cortezas que suministraban.

En 1801 los célebres naturalistas Humboldt y Bonpland, recorren una gran parte de las regiones cinconíferas describiendo nuevas especies.

En el presente siglo los estudios naturales de las quinas han sido continuados especialmente por Delondre y Weddel quien visitando Bolivia y el Perú descubrió el *C. Calisaya*.

En 1820 la quinina prestaba su valioso concurso á la medicina mediante los trabajos de Pelletier y Caventou que les permitió descubrir en la corteza del Perú, su principio activo: la quinina.

Desde este fausto descubrimiento, tomaron orígen numerosos trabajos sobre la acción fisiológica y terapéutica del nuevo alcaloide, que le permitieron sentar en una base científica inconmovible, la fama universal de que hoy disfruta como específico contra las fiebres palustres.

En 1851 practicaron los Holandeses en Java las primeras plantaciones de quinas.

§ II

Caracteres botánicos de las quinas, su clasificación y distribución geográfica.

Las quinas son árboles y arbustos pertenecientes á la familia de las *rubidceas* y al género de las *cinchonas*, que abundan en la América del Sud, en la zona andina.

El género *Cinchona* comprende árboles y arbustos cuyo tronco llega á medir 35 y 40 centímetros de diámetro; sus hojas son opuestas, planas, lustrosas ó pubescentes, con un corto pecíolo y provistas de estípulas foliáceas. Las flores son terminales, dispuestas en panículo ó en corimbo y de una coloración blanca ó rosada. La corola largamente tubulosa con cinco lóbulos guarnecidos de pelos da inserción á cinco estambres de filamentos muy cortos; el tubo del cáliz es piriforme con limbo 5 bífido y persistente. El estilo es simple y lleva un estigma bífido. El ovario es ínfero y bilocular conteniendo numerosos óvulos.

El fruto es una cápsula ovóidea, linear ó lanceo-

lada y coronada por el caliz; la dehiscencia es septí-
cida, es decir, que el fruto se abre de abajo para arriba
en dos valvas dejando caer un gran número de semillas comprimidas y rodeadas por una ala denticu-
lada.

Las quinas que vemos en el comercio son cortezas que proceden del tronco, ramos y ramitos de distintas especies de *cinchonas;* unas son leñosas gruesas
y aplanadas, como que las produce el tronco, y las
otras, más ó menos delgadas y enrolladas sobre si
mismas según el espesor de las ramas de que se las
ha extraido.

Teniendo en vista su coloración externa, se las
ha dividido en *quinas rojas, amarillas y grises*, pero
teniendo en cuenta su país de origen, se pueden formar cuatro grupos:

Los tres primeros comprenden las quinas silvestres de la América del Sud y el cuarto las quinas
cultivadas en otros continentes.

Procediendo de Sud á Norte tenemos:

1° Quinas del Perú y Bolivia; comprendiendo las
*Quinas Calisayas, Q. Huanuco ó de Lima (C. Cali-
saya C. Peruviana, C. nítida, C. micranta y C. ovata.)*

2° Quinas del Ecuador; comprendiendo las *Q.
Loxa* y *Q. Roja*.

3° Quinas de Colombia y Nueva Granada; que
comprende la *Q. Pitayo (C. Pitayensis)*, la *Q. Maracaibo (C. Cordifolia)* y las *Quinas de Bogotá y Car-
tagena* producidas por el *Cinchona lancifolia*.

4° Quinas de Java y de las Indias donde se han
aclimatado y cultivan en grande escala varias espe-

cies de *cinchonas* desde el año 1851 en que las importaron los holandeses *(C. succirubra, C. officinalis)*.

El valor y mérito de estas quinas, está en razón directa de su riqueza en alcoloide. No todas las quinas encierran quinina, algunas solamente contienen cinconina.

La proporción en alcaloide es muy variable; las buenas quinas como la *calisaya* contienen de 20 á 30 gramos de sulfato de quinina por 1000 gramos de corteza, mientras que las malas quinas no dan un rendimiento mayor á 2 ó 3 gramos; como la *Quina Maracaibo* y las *grises* en general.

Ecepcionalmente se pueden encontrar algunas quinas cultivadas que dan hasta 60 gramos de sulfato de quinina por kilo de corteza.

Los alcaloides de las quinas se hallan contenidos especialmente en los elementos celulares de la corteza y sobre todo en el *liber;* las fibras leñosas no encierran quinina, de manera que cuanto más fibrosa es una corteza menor valor tiene.

Los alcaloides y diversas sustancias contenidas en la quina son las siguientes:

Quinina, cinconina, quinidina, cinconidina, quinamina, cinconamina, aricina, ácido quínico y quinotánico que por desdoblamiento produce el *rojo cincónico,* aceite volátil y las otras sustancias que abundan en los tejidos vegetales como son el almidón, las gomas, resinas, sales minerales, etc.

Las quinas pueden ser clasificadas de la siguiente manera, con relación á su alcaloide más heroico, la quinina $C^{40} H^{24} Az^2 O^2$.

Sulfato de quinina
por 1000 de corteza

—

Quina Pitayo, amarilla y rojo *(Cinchona Pitayensis)* de.............	25	á 40	gramos
Quina roja de las plantaciones de las Indias *(C. succirubra)*.............................	30	á 40	—
Quina amarilla anaranjada y enrollada *(C. lancifolia)*.	30	á 38	—
Quina Calisaya de Bogotá *(C. lancifolia)*	30	á 32	—
Quina Calisaya ó amarilla real *(C. Calisaya)*	25	á 30	—
Quina cultivada en la India *(C. Calisaya Ledgeriana)*	20	á 30	—
Quina roja verdadera *(C. succirubra)*	20	á 25	—
Quina de las Indias *(C. officinales)*.	20	á 30	—
Quina de Cartagena *(C. lancifolia)*........... ..	15	á 20	—
Quina Calisaya enrollada de las ramas del *C. Calisaya*	15	á 20	—
Quina Carabaya *(C. elíptica)*	15	á 18	—
Quina de Loja. Q. gris *(C. officinalis)*.........	10		
Id Huanuco ó de Lima *(C. Peruviana, C. micrantha, C. nítida y C. ovata)*.................	1	á 6	—
Id Maracaibo *(C. cordifolia)*.........	2	á 3	—

Los quinos son vegetales que aman las alturas. Sustentados por la Cordillera de los Andes se desarrollan y viven en valles y quebradas encumbradas cuya altitud varía de 1000 á 3270 metros, extendiéndose desde el Norte de la América del Sud hasta Bolivia y sin abandonar la región Andina.

La zona de los quinos en la América del Sud puede ser dividida en cuatro grandes *regiones cinconíferas* que se extienden desde Venezuela hasta los 19° de latitud austral en Bolivia.

La 1ª y más extensa de todas, principia cerca de la ciudad de Sucre en Bolivia, y avanza en dirección á La Paz para de allí, siguiendo siempre los An-

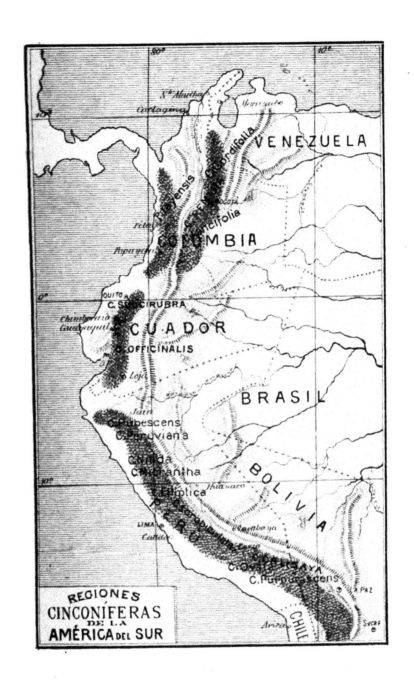

REGIONES
CINCONÍFERAS
DE LA
AMÉRICA DEL SUR

des, entrar al territorio Peruano y recorrer la bien
larga zona comprendida entre las ciudades de Cuz-
co, Lima, Huanuco y Jaén. Esta vasta *región cinconífera*
es la que comprende mayor número de especies de
cinchonas; allí se encuentran el *C. purpuraseens, C.
ovata, C. calisaya, C. scrobiculata, C. elíptica, C.
micrantha, C. nítida, C. peruviana* y *C. pubescens.*

La 2ª *región cinconífera* se encuentra en el Ecuador hacia las faldas occidentales de los Andes, abra-
zando el territorio comprendido entre las ciudades
de Loja y Quito y ambas faldas del encumbrado Chim-
borazo. En dicha región abundan los *C. officinalis*
al sud, y el *C. succirubra* al norte, que suministran
dos buenas clases de quinas.

La 3ª región encuéntrase en Colombia al Oeste del
rio de la Magdalena en los Andes occidentales y corre
de Popayán y Pitayo al Norte.

Allí abunda el *Chinchona pitayensis* que dá al
comercio una de las quinas más estimadas por su
riqueza en alcaloide, de 25 á 40 por mil.

La 4ª *región cinconífera* es la que avanza más al
Norte extendiéndose en forma de una larga y angosta
franja desde Colombia á Venezuela; pasa por Bogotá, siguiendo los Andes orientales y encierra las
variedades de *C. lancifolia, C. remigia* y *C. Cordifolia.*

Véase el mapa esquemático siguiente, que demuestra de un modo gráfico la situación respectiva de cada
una de las *regiones cinconíferas* de que nos acabamos
de ocupar y las diferentes especies de cinçonas que
contienen.

§ III

Modo de acción de la quina y quinina, sus indicaciones y dosis.

No es por cierto nuestro ánimo hacer el estudio fisiológico de la quina y su alcaloide, á la moda antigua diremos, indagando sus efectos sobre el aparato circulatorio, sistema nervioso etc., para de allí deducir, aunque la lógica sufra algunas contorsiones, las virtudes antifebrífugas de este precioso medicamento.

Ya antes lo hemos dicho, la acción de la quinina es la de un verdadero específico, y es en este terreno que debe ser estudiada.

Generalizar sus propiedades aplicándolas á todos los padecimientes febriles sin distinguir su causa, importa exponerla á un fracaso casi seguro desacreditando una medicación siempre heróica si no se extralimita su verdadera esfera de acción.

Las propiedades terapéuticas de la quinina deben buscarse en el tratamiento de las fiebres palustres en sus múltiples manifestaciones, como la santonina y el helecho macho deberán emplearse únicamente en los sujetos cuyo aparato digestivo contenga ascárides lumbricoides y tenias, si se quieren obtener resultados positivos, pues sin esta circunstancia que crea la verdadera indicación, ambas medicaciones fallarán.

En la actualidad está probado que la quinina aún

muy diluida, es un poderoso parasiticida especialmente para varias especies del tipo de los protozoarios. Segun Bochefontaine, basta añadir á una infusión de materias vegetales, una pequeña cantidad de quinina para ver desaparecer rápidamente todos los infusorios que contenía.

No sucede lo mismo con los organismos vegetales, como los hongos y las algas, á los que en otros tiempos se les imputaba la causa de las fiebres palustres; pues segun Wood y Bochefontaine las palmelas y el *penicilium* viven y hasta prosperan en soluciones bastante concentradas de quinina.

Sabemos por otra parte que los hematozoarios desaparecen de la sangre de los palúdicos después de la administración de la quinina, y que la muerte de dichos parásitos puede presenciarse, añadiendo una gota de una solución de clorhidrato de quinina á la sangre que se examina al microscopio: los movimientos se paralizan y muy pronto toman las formas cadavéricas.

No hay otra sustancia que tenga la virtud admirable de cortar casi instantáneamente la fiebre palustre y regular el proceso febril; no hay más que mirar los trazados termométricos de los enfermos agudos para convencerse de ello.

Los hematozoarios difundiéndose por todo el aparato circulatorio llegan al sistema nervioso y determinan el acceso febril; las sales de quinina disueltas en el suero sanguineo matan los parásitos y *cortan* la fiebre. Tal es el secreto hoy descubierto de la acción curativa de la quinina.

No será nunca un argumento serio el que se formule contra la especificidad de la quinina en las fiebres de los pantanos, cuando se diga que en muchos casos de padecimientos crónicos no se encuentran hematozoarios en la sangre y sin embargo continúa una fiebrecita lenta á despecho de la medicación especí- fica; porque en estos casos, ya no son los parásitos los que sostienen esos estados febriles tan rebeldes como largos, sinó las alteraciones anátomo-patológicas á que primitivamente dieron origen y que aún persisten bastante tiempo después de su muerte. Acontece lo mismo que pasa en la piel con el *sarcoptes escabiæi*, donde no obstante que la pomada de Helmerich ú otro sarnífugo cualquiera ha destruido el ácarus dentro y fuera de las galerias, se vé persistir por tiempo variable el exema á que había dado orígen.

Los procesos congestivos á que da lugar el *hematozoario del paludismo* en el bazo é hígado especialmente, como indefectiblemente se observa en todos los casos de paludismo crónico, constituyen después por si solos, estados morbosos de marcha invasora en algunos y de larga duración en todos.

Bajo el punto de vista de la especificidad, no existe diferencia alguna entre la acción terapéutica de la quina y su alcaloide la quinina, sino es la que lógicamente se desprende de la mayor actividad del último. Sin embargo, en las fiebres ó estados crónicos llenan determinadas indicaciones los preparados de quina, que hace se los prefiera á las sales de quinina, indicaciones nacidas de las propiedades que como todos los amargos posée.

Los preparados de quina tales como tinturas, extractos, vinos y los polvos mismos, actúan según muchos autores á la manera de la genciana, cuasia, colombo, etc., es decir, como un *eupéptico* y *tónico*, y para otros como un *tónico neurosténico*.

Es fuera de toda duda que á más de la acción específica (aunque en pequeña escala) de los compuestos quínicos, poseen la no menos importante de ejercer un verdadero estímulo sobre la mucosa estomacal, ayudan á vencer la atonía del aparato digestivo, estimulan la secreción del jugo gástrico y favorecen por lo tanto la quilificación y absorción de los alimentos.

Cuando en el paludismo crónico han desaparecido los hematozoarios, y la fiebre se sostiene á despecho de la quinina, la indicación á llenarse consiste en prescribir los preparados de quina.

La fiebre en estos casos ya no es sostenida por micro-organismos parasitarios, sinó por las alteraciones viscerales á que dieron origen; es pués contra estas que deberá dirigirse el tratamiento, principiando por colocar el organismo en las mejores condiciones de lucha, favoreciendo la nutrición, siempre perturbada, con los amargos y tónicos en general, figurando en primera línea los vinos y tintura de quina.

La profunda anemia que acompaña á las formas crónicas del paludismo—*chucho opa* de los salteños—y que sucede á los ataques agudos, será siempre combatida con mayor eficacia por los preparados de quina unidos á un buen régimen alimenticio, que si nos limitamos á continuar usando las sales de quinina.

Como regularmente acompañan á todas las manifestaciones palustres algunas alteraciones funcionales por parte del aparato digestivo, acostumbramos plantear el tratamiento específico por la vía hipodérmica y administrar por la gástrica los compuestos quínicos, llenando así una doble indicación: destruir los micro-organismos de la sangre y combatir la anemia que es su consecuencia ó efecto inmediato.

Las sales de quinina tienen igualmente sus indicaciones especiales, y los efectos producidos son, no solamente más rápidos y activos, sinó más seguros y brillantes.

En todas las formas agudas de la infección palustre, fiebres contínuas, cotidianas, tercianas y cuartanas, deberá preferirse la quinina y sus sales, por ser allí donde la medicación revela el máximum de su potencia curativa y se hace acreedora al bien merecido título de específico.

En los casos de paludismo agudo, aseguramos al paciente su curación en pocos días, pero en las formas crónicas somos reservados, garantiendo tan solo la curación de algunos de ellos con promesas firmadas á largos plazos.

¿Qué sales deben preferirse en el tratamiento del *chucho?* Desde luego, las que encierren mayor cantidad de quinina y sean á la vez más solubles.

Ya se ha visto anteriormente el orden en que están clasificadas con relación á su riqueza en alcaloide

y solubilidad, al hablar del tratamiento hipodérmico.

Entre nosotros, los compuestos más usados son
el sulfato y bisulfato de quinina, por su mayor bará-
tura, y el clorhidrato, por ser más activo y soluble
si bien de precio algo más elevado.

¿En qué momento deberá establecerse el tratamiento? ¿Es necesario precederlo de la administración de un purgante?

En la administración de la quinina por la vía
gástrica, hay que tener en cuenta determinadas circunstancias de las que puede prescindirse en la
medicación hipodérmica.

En las fiebres cotidianas, tercianas y cuartanas, es
conveniente esperar la terminación del acceso febril,
para principiar el tratamiento durante la remisión,
por varias razones: en primer lugar es muy frecuente
que el paciente vomite el medicamento, y después
aunque se absorba en totalidad, no detiene el acceso
que ya ha principiado, consiguiéndose tan solo aumentar el malestar del enfermo con los zumbidos
de oídos. En el período de apirexia es más tolerable la medicación por la vía gástrica y si la dósis
prescrita es suficiente, los accesos no se repiten.

En las fiebres continuas no hay tiempo que perder
ni remisión que esperar, el tratamiento será plantea-
do lo más pronto posible, asociando á la quinina, si
fuera necesario un poco de morfina para hacerla
más tolerable al estómago.

El consejo ó práctica inquebrantable de proceder
al tratamiento del *chucho* por la administración de

un purgante, tuvo en otros tiempos toda la fuerza de un precepto bíblico; hoy está algo en des·
uso. Sin embargo, cuando se vé la lengua saburrosa
y un estado gástrico bien acentuado, hay ventaja en
administrar un purgante que deje al aparato digestivo en mejores condiciones para la absorción de la
quinina. Usamos los purgantes salinos; pero si el
hígado está muy congestionado ó hay algo de icteri-
cia, preferimos el ruibarbo y calomel.

Cuando no existe tal indicación deberá prescindirse del purgante.

¿Qué fórmulas deben preferirse para la administración de la quinina?

En los adultos, y siempre que el paladar lo tolere,
serán preferidas las soluciones, pues con ellas se le
ahorra trabajo al estómago y se gana en la rapidez
de la absorción. La fórmula que más empleamos
es la siguiente:

T.

Clorhidrato ó biclorhidrato de quinina 2 gramos.

Idem de morfina .... *un centíg*.

Agua
Jarabe de menta } á a .... 100 gramos.

M. y rot. bebida por cucharadas 1 cada hora.

La menta disimula bastante el amargo excesivo de
la quinina, y no hay inconveniente en prescribir dos
cucharadas cada dos horas de esta bebida para no
repetir á menudo un medicamento tan poco agradable.

En el hospital y para los enfermos pobres reemplacamos en la misma fórmula el clorhidrato por el sulfato.

Los que no soportan la quinina en solución, tómanla bien en cachets, perlas ó píldoras, empleando para las últimas esta fórmula:

T.

Clorhidrato de quinina....... ....,...... 2 gramos.
Idem de morfina............................... *un centíg.*
Extracto de genciana....... .... c. s.

H. s. a. 10 píldoras plateadas para tomar 1 cada hora.

Los enfermos toleran bien estas píldoras de 20 centíg. c. u , y suelen estimular el apetito.

En los niños es muy difícil la administración de la quinina, sobre todo si aún no saben tragar píldoras, pues siempre hay que dársela disuelta en algún vehículo y como nunca se disfraza completamente su amargura, la toman violentamente, con repugnancia y la vuelven con frecuencia.

Como la toleran algo mejor, es disuelta en un poco de café bastante dulce ó en jarabe de menta, donde al tomarlo tan solo notan el sabor dulce apareciendo recién después el amargo del medicamento, que se combatirá con un caramelo ó pastilla cualquiera.

Para los trabajadores ocupados en la construcción de vías férreas, caminos públicos ó en el saneamiento de regiones palustres que hacen un gran consumo de quinina, se emplea el sulfato en cuatro tomas de 50 centíg. c. u., con un poco de café ó vino. Hemos visto en la campaña envolver cantidades de medio gramo de sulfato de quinina en papel de seda **y** formar un óvulo algo rústico que ingerían con **un** poco de agua, ·pero que evitaba el sabor **desagradable** del medicamento.

¿Qué dosis de las sales de quinina deberá **administrarse** diariamente?

La experiencia nos ha enseñado, que en nuestro país, con *dos gramos diarios* de clorhidrato ó sulfato de quinina divididos en cuatro ú ocho tomas, se conseguirá triunfar de la inmensa mayoría de los casos de fiebres palustres.

Muy rara vez se verá el médico en el caso de aumentar la dosis á *tres gramos* y si este caso llega no hay nada que temer para el enfermo por razones de la medicación. Lo común es ver ceder la fiebre con *un* gramo al dia, y con *dos*, casi indefectiblemente.

El mismo criterio que hemos tenido para plantear el procedimiento seguido en la medicación hipodérmica, observamos para el tratamiento por la vía gástrica.

Principiamos por altas dósis para introducir al torrente circulatorio una gran cantidad de medicamento que ponga á la sangre en condiciones mortíferas para los hematozoarios.

·No hay necesidad de insistir por varios días en la dósis de 2 gramos, salvo que se trate de alguna fiebre contínua ó perniciosa que suelen ser algo rebeldes.

En las intermitentes francas, basta con la dósis de 2 gramos el primer día y de 1 gr. en los tres consecutivos para obtener una completa curación.

Con un tratamiento tan activo como corto, los en-fermos se dan por radicalmente curados, y así su-cede en la mayoría de los casos; pero tampoco es muy raro que pasados 10 ó 12 días, el mismo sujeto note que el *chucho* vuelve otra vez, si bien de un modo más solapado é insidioso. A fin de evitar estas recaídas desagradables, aconsejamos á todos nuestros enfermos que, después de un descanso de 8 días dado al estómago á contar desde que con-cluyó de tomar los primeros 5 gramos de quinina, repitan el tratamiento en idéntica forma: dos gramos el primer día y uno en los tres días consecutivos.

Aconsejamos igualmente el uso del vino de quina y los baños fríos por tiempo indeterminado.

En años anteriores seguíamos en la administra-ción de la quinina un procedimiento algo más largo y complicado, como puede verse en nuestra obra sobre el Paludismo en la República Argentina, pero la práctica nos ha enseñado que hay ventajas en simplificarlo en la forma que acabamos de exponer.

Los enfermos se consideran curados tan pronto como desaparecen los accesos y se resisten á conti-nuar un tratamiento algo largo que les impide dedicar-se á sus habituales ocupaciones. Así pues, luego de pasados los primeros cuatro días del tratamiento en que les hacemos tomar los cinco primeros gramos de clorhidrato de quinina, formulamos otros 5 gra-mos más, divididos en cachets de 50 centígramos c. u. y les aconsejamos que después de pasados ocho dias los tomen en la misma forma que la primera vez, es decir, 4 cachets el primer dia, 1 cada 3 horas, y dos en cada uno de los tres subsiguientes, uno á la mañana y otro por la tarde. De esta manera se concilian las exigencias de la terapéutica con la prisa de los clientes por marcharse.

En los países de endemia, puede verse sobrevenir pasados dos, tres y más meses después del tratamiento, nuevos ataques de *chucho*, pero esos son casos de nuevas infecciones, recidivas y no recaídas.

Si el enfermo cambia de localidad alejándose de los focos de infección, podemos asegurar que el tratamiento aconsejado garante una curación duradera en las fiebres de primera invasión.

No pueden por desgracia adelantarse iguales seguridades para las fiebres intermitentes crónicas y para las de recidiva, sobre todo si se trata de individuos cuyos bienes de fortuna no les permiten cambiar de clima. En estos, más que en otro alguno, se presenta la indicación de asociar á la medicación específica el uso del vino de quina, tónicos en general, buena alimentación y la hidroterapia.

¿Existe algún peligro en la administración de las sales de quinina? Una larga práctica nos habilita para afirmar que el alcaloide de la quina no produce ningún accidente peligroso, cuando se le administra á dósis terapéutica, excepción hecha de alguna rara idiosincracia que no está en la mano del médico preveer y que por nuestra parte no la hemos encontrado sinó una sola vez.

No hablaremos de esos casos en que por equivocación (creyendo tomar una sal purgante) ó por locura, casos de Baills y Briquet, se han ingerido altas dósis de quinina, 12 y más gramos de una sola vez, pues estos son ejemplos de verdadera intoxicación que nada tienen que ver con el tratamiento del *chucho*.

El médico, en ningún caso necesita prescribir más de 3 gramos por día y comunmente con dos le basta, y con tales cantidades nada de grave hay que temer. Zumbidos de oídos, mareos, vértigos y en una palabra todos los síntomas de la borrachera quínica más ó menos acentuadas según los individuos, son los efectos fisiológicos que con mayor frecuencia se observan.

Los vómitos, si aparecen, se combaten con la morfina, hielo etc., y si hay síntomas de hipostenización desaparecen con el café y los estimulantes.

Diferentes autores refieren hechos en que la quinina aún á débiles dósis ocasionaba alteraciones inquietantes, pero como ya antes dijimos son verdaderas idiosincracias con que suelen tropezar casi todos los agentes terapéuticos. Kobner ha visto, consecutivamente á una inyección de 30 centígramos de sulfato de quinina en un niño, producirse cólicos, erupción escarlatiniforme y pérdida sanguínea por el ano.

Trousseau y Pidoux refieren que una religiosa perdió el juicio durante un día á causa de haber tomado en una sola vez 1 gr. 25 de sulfato de quinina.

Por nuestra parte, tan solo hemos visto, en una buena mujer de 40 años Francisca Márquez, que una sola píldora conteniendo 20 centígramos de clorhidrato de quinina dió lugar á un vivo escozor que principiando en la palma de las manos y planta de los piés se extendía á todo el cuerpo obligándola á rascarse con violencia y á aumentar de ese modo el estado de irritabilidad nerviosa en que se hallaba.. Cuantas veces tomaba quinina le producía el mismo efecto. Si á esta mujer se le hubiera dado de una vez 1 gramo 20 de quinina, es probable que habría perdido el juicio como la religiosa referida por Trousseau.

Finalmente diremos que Maillot ha hecho tomar á sus enfermos de fiebre perniciosa, hasta ocho y nueve gramos por día de sulfato de quinina, lo que demuestra la tolerancia de algunos sugetos. No pensamos que en ningún caso sea necesario imitar su ejemplo.

Con dos y tres gramos diarios se curan todas las fiebres, y aumentando la dosis tan solo se consigue provocar vómitos, delirios, perturbaciones cerebrales, postración suma, en una palabraba, síntomas de intoxicación, y sin obtener por eso mayor éxito curativo.

Repetimos pués, lo dicho al principio, la administración de la quinina á dósis terapéutica no tiene ningún peligro.

Cuando se asiste por primera vez á un enfermo de *chucho*, algunos autores aconsejan, principiar por dósis de 80 centígrados ó 1 gramo al día como medida de precaución. No encontramos inconveniente alguno en el consejo; pero por lo que á nuestra práctica se refiere, diremos que siempre hemos usado la de dos gramos sin tener hasta hoy accidente desagradable alguno de que lamentarnos.

Cerraremos este capítulo, y con él la presente obra, enumerando los pocos casos de intoxicación por la quinina que han tenido una terminación fatal.

Caso de Briquet: el de un médico alienado que para curarse de una pequeña fiebre se administra él mismo la enorme cantidad de 220 gramos de sulfato de quinina en el espacio de 10 ó 12 días, es decir, alrededor de 20 gramos diarios, lo. que le trajo la muerte en el coma.

Casos de Baills: dos soldados creyendo tomar un purgante de sulfato de sosa, bebieron una solución de quinina que contenía 24 gramos, es decir 12 gramos para cada uno. Pasada media hora, principiaron á sentir dolores gastrálgicos, náuseas, vómitos, la respiración se hizo corta, el pulso pequeño, lento é irregular, palidez de la cara, dilatación pupilar, ruidos de oidos, enfriamiento y síncopes. Uno de ellos reaccionó poco á poco, pero el otro murió en un síncope, envenenado por el sulfato de quinina.

Como se ve, la lista es bien reducida, y muy pocas, por no decir ninguna sustancia, habrá en el arsenal terapéutico, que cual la quinina hayan beneficiado tanto á la medicina, y costado tan pocas victimas á la humanidad.

INDICE

CAPÍTULO I

PARASITISMO

CAPÍTULO II

CAPÍTULO III

333 —

CAPÍTULO IV

TRATAMIENTO PROFILÁCTICO

CAPÍTULO V

PROFILAXIA DE LAS CIUDADES

CPSIA information can be obtained
at www.ICGtesting.com
Printed in the USA
BVHW092143191118
533510BV00008B/575/P

9 780365 605553